D1594098

HAMBRE
EMOCIONAL

Ángeles Wolder

PRÓLOGO DE ANAMAR ORIHUELA

HAMBRE EMOCIONAL

Sana tu sobrepeso
con la Descodificación Biológica

AGUILAR

El papel utilizado para la impresión de este libro ha sido fabricado a partir de madera procedente de bosques y plantaciones gestionadas con los más altos estándares ambientales, garantizando una explotación de los recursos sostenible con el medio ambiente y beneficiosa para las personas.

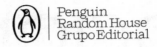

Penguin
Random House
Grupo Editorial

Hambre emocional
Sana tu sobrepeso con la Descodificación Biológica

Primera edición: noviembre, 2021
Primera reimpresión. abril, 2022

D. R. © 2021, Ángeles Wolder

D. R. © 2022, derechos de edición mundiales en lengua castellana:
Penguin Random House Grupo Editorial, S. A. de C. V.
Blvd. Miguel de Cervantes Saavedra núm. 301, 1er piso,
colonia Granada, alcaldía Miguel Hidalgo, C. P. 11520,
Ciudad de México

penguinlibros.com

ISBN: 978-607-380-183-6

Impreso en México – *Printed in Mexico*

Índice

~~~~~~~~~~~

Prólogo

~~~~~~~~~~~~

El sobrepeso y la obesidad han estado presentes en la mayor parte de mi vida. Desde hace más de 20 años, elegí un camino de sanación; empecé tratando de entender todo lo que me dolía. Entender el origen de mi dolor, entender por qué sucedió lo que pasó, entender cuáles eran los motivos y las carencias de mis padres, entender los porqués y los cómo, tratar de entender todo lo que no me atrevía a sentir. El resultado fue que entendía mucho, pero seguía pesando 100 kilos sin realmente saber por qué. Me sentía totalmente frustrada. ¿Qué era lo que pasaba que no cambiaba esa realidad? ¿Por qué, si yo era "muy consciente", mi cuerpo no soltaba los kilos que le sobraban? Empecé a encontrar respuestas el día que me atreví a escuchar mi cuerpo, a sentir y simplemente iniciar una vía muy distinta, el camino de la vulnerabilidad y el contacto con mi cuerpo. Fue como aprender un nuevo lenguaje.

El cuerpo tiene su propio lenguaje, regresar a nuestro cuerpo es como regresar a nosotros mismos, a quienes somos en realidad. Me ha llevado bastante tiempo aprender esta nueva lengua, pero me ha permitido ir soltando peso y hoy ya son casi 30 kilos que he dejado ir. Nuestro cuerpo nos habla a través de nuestras sensaciones, síntomas y enfermedades. Escuchar mi cuerpo me dio la posibilidad sobre todo de volver a mí misma y hacer lo que en verdad quiero y necesito. Reconocerme en todas mis dimensiones, sobre todo en mi vulnerabilidad, ha sido el mejor de los caminos andados y todo ello gracias a mi cuerpo.

Ha sido muy satisfactorio leer *Hambre emocional* de Ángeles Wolder, ya que pone una excelente herramienta al alcance del lector: la Descodificación Biológica. Además, integra muchas de las herramientas que he encontrado en distintos caminos y que me han permitido cambiar la relación con mi cuerpo.

A través de estas páginas, harás un recorrido por muchos conceptos interesantes que te permitirán observar y reflexionar de lleno sobre las emociones, los hábitos al comer, las carencias afectivas y de vinculación, sobre lo que nos grita el cuerpo cuando callamos lo que sentimos y necesitamos. Otro aspecto interesante es cómo afecta lo transgeneracional la relación con el sobrepeso. En fin, este libro es todo un viaje lleno de herramientas para hacer una pausa en el camino y cambiar de fondo tu relación con la comida.

Una vida de lucha, de desvinculación y desprotección sin duda puede dar como resultado el sobrepeso. Sin embargo, se trata de una forma de adaptación que debemos aprender a honrar en nosotros mismos, lejos de rechazarla y hasta odiarla. Apoyar el cambio desde la aceptación y el amor a nuestro cuerpo es parte de la invitación de *Hambre emocional*. Por si fuera poco, Ángeles Wolder nos brinda herramientas muy poderosas para descodificar desde las raíces el tema, además de que nos ofrece ejemplos prácticos, ejercicios, preguntas para reflexionar e información muy valiosa para entender procesos complejos que inciden en el sobrepeso.

Si quieres sentir y experimentar tu cuerpo como a un aliado y dejar de ir de una dieta a otra sin poder encontrar un camino de paz y sanación contigo mismo, te invito a que hagas este recorrido que generosamente Ángeles nos comparte, para profundizar en los distintos rostros de lo multifactorial que es el sobrepeso, aunque sin duda encontrarás en estas páginas tu propio rostro y un sendero de sanación.

ANAMAR ORIHUELA

La obesidad
en tiempos de coronavirus
(Hoy, en 2021, aún preocupa más el sobrepeso)

~~~~~~~~~~~~~

Este último tiempo ha sido único y peculiar en el mundo entero. Todos juntos como humanidad nos hemos visto abocados a vivir de una manera diferente debido a las condiciones de la pandemia por coronavirus (SARS-COV-2) o COVID-19 y a interesarnos por una enfermedad a la que nunca le habíamos puesto nombre y por otra que conocíamos bien. La desconocida proviene de un virus que ha dado bastante miedo. La segunda es el sobrepeso que, unida al virus COVID-19, forma una bomba de tiempo porque aumenta la morbimortalidad, lo que significa que la obesidad confiere mayor riesgo a la infección por COVID-19, mayor cantidad de días de hospitalización y mayor gravedad respecto a las personas con peso normal, y esto ya ha sido demostrado en numerosos estudios.

Por ejemplo, una investigación realizada en el año 2020 por la Sociedad Española de Obesidad (SEEDO) señaló que la obesidad es un factor de riesgo que aumenta las probabilidades de tener una forma grave de la enfermedad. Se demostró que 80% de los pacientes con formas graves de COVID-19 que falleció o requirió intubación, ventilación mecánica, asistencia respiratoria o que permaneció más tiempo en las unidades de pacientes críticos presentaba obesidad, lo que ha convertido al sobrepeso en el principal factor de mal pronóstico en esta infección.

En un artículo publicado en *The British Medical Journal* (*The* BMJ) se expone igualmente el riesgo entre obesidad y COVID-19. Esta investigación se realizó en el Reino Unido y participaron 428 225 personas, de las cuales 340 estaban ingresadas en el hospital con coronavirus confirmado, 44% tenían sobrepeso y 34% obesidad.

La conclusión entre este estudio y el de *OpenSAFELY*, realizado con registros electrónicos, es que las posibilidades de morir por COVID-19 aumentan si el paciente es obeso. El riesgo es 27% mayor en la primera categoría de obesidad según el índice de masa corporal 30-34.9, y éste aumenta al doble en la categoría IMC>40. Estudios más pequeños y de otras zonas, como la región de Asia-Pacífico, Europa y Estados Unidos, confirmaron estos hallazgos.

The Lancet publicó un estudio de David Kass, profesor de Cardiología de la Facultad de Medicina de la Universidad Johns Hopkins, quien a finales de marzo de 2020 realizó una investigación con 265 pacientes (58% hombres) en diferentes hospitales de Estados Unidos, y sus resultados refuerzan la idea de que la obesidad está unida a pacientes con COVID-19.

Una posible explicación puede sustentarse en la presencia de la enzima ace2, localizada en la membrana de las células, la cual usa el SARS-cov-2 para entrar en éstas.

Al respecto, cabe mencionar que dicha enzima existe en mayores cantidades en personas con obesidad. La otra relación se establece con una respuesta inmune deficiente. Sin duda, la obesidad comporta un estado proinflamatorio que produce una falta de regulación del sistema inmune, lo que compromete su capacidad de respuesta ante la infección respiratoria por la covid-19 y propicia un empeoramiento de la enfermedad. Además, se agrava por la presencia de grasa en los tejidos, debido al sobrepeso u obesidad, lo que disminuye la función pulmonar, ya que hay una mayor resistencia en las vías respiratorias y una mayor dificultad para expandir los pulmones. Esto supone una complicación en el intento por mejorar los niveles de saturación de oxígeno. La obesidad ejerce una presión adicional en el diafragma mientras se está acostado sobre la espalda, limitando así la respiración. Se proponen como recursos preventivos la dieta sana y el ejercicio físico, ya que potencian la inmunidad y ayudan, por tanto, al control de las infecciones.

Y si antes de la llegada de la covid-19 a nuestras vidas, el sobrepeso y la obesidad eran síntomas que afectaban a millones de personas en todo el mundo y que preocupaban enormemente, en plena pandemia necesitamos ocuparnos más para difundir la importancia que tiene el normopeso como base para una salud estable. Otro dato interesante del estudio de la seedo es la evaluación del grado de desinformación sobre el peor pronóstico de las personas con obesidad y covid-19, ya que sólo 50.9% de las personas encuestadas había escuchado sobre este vínculo. Falta información para tomar consciencia de lo que está en nuestras manos y así poder asegurarnos de tener una vida más sana.

Y aquí viene otro punto importante y es que nuestros hábitos han cambiado. La SEEDO ha comprobado que durante el confinamiento ha habido un aumento significativo de peso, debido al mayor consumo de harinas, azúcar y alcohol, y a una reducción notable de la movilidad y de la actividad física. El resultado es que casi la mitad de los habitantes de España (44.3%) aumentaron de peso en los primeros seis meses de confinamiento domiciliario debido a la situación de alarma decretada por el gobierno con motivo de la pandemia de coronavirus, y la mayoría de ellos, 73%, dice haber aumentado entre uno y tres kilos en los primeros meses de encierro por pandemia.

En España se han realizado estudios científicos sobre obesidad infantil (Aladino 2019 y Estudio Pasos de la Fundación Gasol) que aportan datos como que cuatro de cada diez niños españoles de entre 6 y 9 años tenían exceso de peso antes de la pandemia, y también 35% de los que tenían entre 8 y 16 años. Pediatras y endocrinólogos aseguran que estos datos han crecido en el 2021, porque niños y adolescentes han tenido menos actividad física, han salido menos de casa, han visto suspendidas muchas de sus actividades extraescolares y han pasado muchas más horas sentados ante las pantallas. Lo anterior ha llevado a observar a estos doctores que en sus consultas haya cada vez más niños con resistencia a la insulina o prediabetes, hipertensión, grasa en hígado, dislipidemia (alteración de los niveles de colesterol y lípidos en sangre), pubertad precoz, hipercolesterolemia y una baja autoestima en relación con la insatisfacción de su imagen.

Idoia Labayen, profesora de Fisiología y Nutrición de la Universidad Pública de Navarra, y directora del grupo de investigación ELIKOS sobre nutrición, actividad física y salud, apunta que, cuanto antes empieza la obesidad, antes lo hacen las complicaciones, y ya se ve un porcentaje de niños con exceso de peso de 20% en edades muy tempranas, de entre 3 y 5 años. El 35% de los menores con exceso de peso tiene grasa en el hígado y 40% de niños de entre 10 y 12 años presenta prediabetes. Idoia pone énfasis en que a pesar del consenso de médicos e investigadores sobre la importancia del problema, se encuentran con que los padres restan importancia a lo que les ocurre a sus hijos, y que es mayor la desatención cuando los padres tienen obesidad, ya que no piensan que el sobrepeso sea un problema de salud. Lo mismo ha quedado reflejado en los resultados del estudio Aladino 2019, realizado con población española de 6 a 9 años de edad, para detectar factores asociados con la obesidad infantil, ya que muestra cómo nueve de cada diez progenitores de un niño con sobrepeso piensan que su hijo tiene un peso normal, y cuatro de cada diez de los que tienen un infante con obesidad.

La buena noticia respecto a la obesidad infantil ha llegado de la mano de otro estudio científico que demuestra que, a pesar de tener obesidad a los siete años, si antes de los 13 se ha resuelto el problema, desaparece el riesgo de que esa persona desarrolle diabetes u otras patologías metabólicas en su etapa de adulto joven.

HAMBRE EMOCIONAL

A lo anterior añadiría que en época de confinamiento aumentó el sedentarismo (más horas de trabajo en casa, más tiempo sentados, conectados tecnológicamente), hubo menor actividad física (restricciones de movimiento, gimnasios cerrados), mala alimentación (picoteo, hambre emocional, cansancio) y exceso de preocupaciones lógicas, como miedos, incertidumbre y falta de control sobre la propia vida, lo que genera estrés. Todas estas conductas tienen su origen en factores actitudinales sostenidos por las emociones, que desencadenan el fenómeno del pez que se muerde la cola girando sobre sí mismo. Comienza con emociones negadas e incontroladas, miedos profundos, actitudes compensatorias, mala alimentación, falta de ejercicio y sobrepeso, y continúa tapándose con más comida y menos inmunidad.

Por ello, te invito a adentrarte en tu mundo emocional, donde realmente puedes hacer algo para comenzar a regular el funcionamiento de tu conducta desde el inicio de la cadena. Cuando sanas el origen, vives tu vida con libertad. Suelta los grilletes emocionales para que tu peso se normalice. Calma tu dolor y disminuye tu hambre.

¿Pesando o pensando?
Mejor sintiendo

~~~~~~~~~~~

"He luchado toda mi vida contra el sobrepeso inútilmente, ya que siempre me ganó él."

~~~

"Nunca pude tener el cuerpo que quisiera tener."

~~~

"Cada año hago una dieta distinta y acabo con más kilos."

~~~

"No bajo de peso porque lo mío es hormonal."

Frases como las anteriores se escuchan a diario y contienen una gran carga de desaliento, amarguras, tormentos, decepciones o justificaciones, las cuales nos revelan que las personas han gastado tiempo, dinero y energía, además de generarse preocupaciones, estrés y emociones negativas, sin conseguir lo que desean. ¿Qué puede ser más frustrante que intentar algo una y otra vez sin vislumbrar el más mínimo cambio? Pesarse y pesar lo que se come únicamente para darse cuenta de que se guarda más de lo que se ingresa.

Está demostrado que las dietas restrictivas en las que se pasa hambre no sirven, porque el cerebro no las soporta y en tres meses 80% de las personas recuperan, y a veces superan, lo que con tanto esfuerzo habían bajado.

El sobrepeso y la obesidad constituyen un problema importante de salud pública. Se han clasificado como la epidemia del siglo, destinándose grandes recursos a la investigación de las causas y posibles soluciones para los escasos resultados obtenidos. Quizás la solución no se está buscando en el origen, que no es otro que nuestros traumas pasados, nuestra sensación de vulnerabilidad, la falta de conocimiento de cómo gestionarnos emocionalmente hablando, nuestros enfados con los otros y con nosotros, la tristeza y los miedos, los cuales aprendimos a calmar con comida. Por ello, no obtenemos resultados al querer sanar sin entender de dónde vino el impulso que nos llevó a buscar comida y a comer más de la cuenta; cuando alguien con sobrepeso quiere mejorar su salud y descodifica, contacta con su más profunda verdad, la revive, la suelta y los kilos se hacen innecesarios por lo que poco a poco desaparecen. En la naturaleza y en nuestra biología lo que sirve se mantiene, y lo que no tiene ninguna función se descarta. Así es como se pueden liberar los kilos atrapados en un sufrimiento y modificar el patrón mental inconsciente que impide ver que ya no somos niños, que ya no estamos en las circunstancias que quisimos tapar con comida y, en definitiva, que somos libres y podemos decidir como adultos.

Considero que no hay otro tema que haya dado tanto en que pensar, hablar y hacer, y que sea más incomprendido.

¿Pesando o pensando? Mejor sintiendo

El sobrepeso ha sido pensado o hablado de mil maneras. El peso es un asunto recurrente en cualquier estación del año. En invierno, la Navidad nos pasa por encima de los músculos con sus turrones, licores y carnes abundantes en la zona de la grasa subcutánea (si tenemos suerte) y, bueno, todas las calorías que le has regalado al cuerpo no pasan desapercibidas. En primavera, porque la sangre se altera. El verano, donde te distiendes y pones más de la cuenta, sea sólido o líquido; y entre copa, tapa, helado y sandía, la glucosa asciende y las grasas se detienen en algún lugar de nuestra anatomía. Y en otoño hay pan de ayer, vino y caldito a diario.

Si hacemos un paralelismo con una función vital como la respiración, vemos que nadie dedica tiempo a pensar cada inhalación o exhalación. Simplemente inspiramos, espiramos y hacemos las apneas o paradas oportunas. Con la alimentación deberíamos estar ante la misma situación. Sólo tendríamos que comer para nutrirnos adecuadamente sin pensar ni pesar todo, así como hacerlo a las horas adecuadas en función del gasto producido. Unos días comerás menos y otros más, incluso algún tipo específico de comida, pero siempre teniendo en cuenta lo que te pide el hambre biológica.

¿En qué momento nos perdimos y dejamos de saber cómo mantenernos sanos? Probablemente el disponer de comida en grandes cantidades, no tener tiempo para cocinar platos saludables o desconocer la diferencia entre comer para nutrir el cuerpo o para calmar el alma sean situaciones que están a la orden del día sumando calorías y restando calidad de vida. El desconocimiento de lo que sentimos y de lo que hacemos ante lo que sentimos son factores a tener en cuenta si queremos vivir saludables y en un peso ideal.

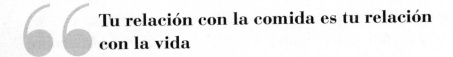

Tu relación con la comida es tu relación con la vida

¿Es posible adelantarse a los problemas y prevenir la obesidad o salir de ella? Sí, porque el autoconocimiento libera. Saber lo que nos pasa cuando nos ocurre algo intenso y el porqué se intenta acallar con comida es el punto de partida para mejorar nuestro vínculo con la alimentación. Asimismo, ser conscientes de lo que pensamos, sentimos y hacemos va a prevenir futuros síntomas. La sana gestión de lo que sentimos y necesitamos, sin emitir juicios ni críticas, aceptando lo que hay tanto de peso como de imagen, mejorará tu calidad de vida y tus relaciones.

Imagina que te han presentado a una persona y quieres conocerla más. Quedas con ella para charlar y aprovechas la hora de la merienda. Tú pides un jugo verde porque es hipocalórico, ya que tu cabeza sabe buscar perfectamente aquello que considera saludable y bajo en calorías. Tu acompañante se ha decidido por un trozo de pastel con café con crema. Tu cabeza se llena de frases como "no debería comer así, mira cómo se pone de grasa, parece una foca, qué asco, qué pena, se ve horrible, el traje de baño no le pasa ni por el brazo", y puedes continuar la lista mientras te contienes para no picar ni una migaja. Lo que ves en otros es lo que te aplicas y te dices a ti mismo de tres a cinco veces al día cada vez que vas a comer. Es una relación de pelea, confrontación y sufrimiento entre lo que puedes, debes y quieres, y el castigo que nos producimos a nosotros mismos o a otros a través de juicios.

La principal relación en la vida es la que tienes contigo. Igual que con otras relaciones, comienza por conocerte sin críticas ni acusaciones, sino con el conocimiento de que antes de manifestar una conducta hay un dolor no escuchado y muy escondido. Escucha la emoción no procesada y la conducta cambiará.

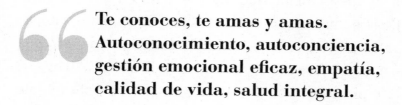

Te conoces, te amas y amas. Autoconocimiento, autoconciencia, gestión emocional eficaz, empatía, calidad de vida, salud integral.

MI EXPERIENCIA

Considero que he pasado la mayor parte de mi vida con infra o normopeso y con una alimentación sana, aunque restrictiva. Sin darme cuenta mi mente hacía un barrido sobre lo que iba a comer y siempre escogía comer poco, sin grasas y sin harinas. Con seis años y sin saber ni cómo ni por qué, dejé de comer azúcar, lácteos e hidratos de carbono. Tomaba y tomo actualmente todo amargo. No me gustaba la grasa y menos la de la leche, y a pesar de que mi familia tenía un negocio de panadería, yo no comía pan ni las llamadas "facturas" o bollería en Argentina.

Hoy lo miro desde la Descodificación Biológica y encuentro la respuesta a mi conducta. Ahora soy consciente de cuánto necesitaba alejarme de la parte enfadada y negativa que se respiraba en mi casa, bajar mi energía, que era mucha, y tener un espacio para salir del apelotonamiento familiar. Hacerme diferente y, a la vez, pertenecer. Había demasiada familia junta y para solucionarlo tenía dos posibilidades: escogía no comer harinas ni azúcar o desarrollaba una intolerancia al gluten. Nadie se dio cuenta de los cambios que hice respecto a mi alimentación, pues estaban muy ocupados con otros temas, por lo que fue un alivio que no estuvieran detrás de mí para que comiera. La tortura llegó cuando tenía 12 años, 1.50 m y 38 kilos. Me pinchaban cada día para darme un estimulante del apetito. Hoy sé que si estás enfadada con la vida difícilmente puedes comer, ya que se debilita la parte pequeña y superior del estómago por la que pasa el alimento y que provoca sensación de plenitud. Ciertos cambios de vida me ayudaron a estabilizarme en cuerpo y alma, y el peso se normalizó en 44-45 kilos desde los 14 a los 50 años aproximadamente.

Fue entonces cuando en un momento de fuerte estrés laboral, con un gran impacto emocional, sin darme cuenta, un día amanecí pesando 10 kilos más de lo habitual. No recuerdo haber comido de más, con ansiedad o comer diferente o peor, simplemente se fueron colocando gramos, que luego fueron kilos, y lo hicieron de manera discreta, a su ritmo, pero sin pausa, por lo que no le prestaba atención ni atendía la señal. Por ejemplo, si sentía el pantalón más justo o no me entraba, cambiaba de talla o usaba ropa suelta. Si los brazos no cabían en las mangas de las camisas, lo más fácil era usar blusas con mangas anchas. Cambiaba el exterior sin mirar en el interior. Ignorar las señales del cuerpo es acallar y no prestar atención a los mensajes del alma. Había incoherencia en la reacción de escucha en el momento en que estaba preocupada y altamente ocupada en "sacar a la empresa adelante", "cargarme todo a mis espaldas", "sostener todo sobre mis hombros", "resistir el embate", "defenderme del o de los depredadores que tenía cerca", "luchar" y atender tantos pensamientos que deambulaban por mi cabeza sin darme la oportunidad de recapacitar ni de dejarme sostener por la vida. Mi cabeza me acompañó en la petición y consiguió el equilibrio psique-cerebro-órgano sin demasiada dificultad, porque mientras ésta hacía su trabajo yo me distraía de mí misma. Así es la biología. Hace lo mejor, no aquello que quieres, sino lo que ella puede, además actúa de manera excelente para conseguir que salvemos la vida y que la humanidad continúe. A veces cuesta la vida. Otras, unos kilos de más, y la aparición de enfermedades metabólicas y cardíacas, dolores osteomusculares o diabetes, por ejemplo.

Aquí nos ocuparemos de los síntomas asociados a una mala gestión del proceso de nutrición y de las subidas y bajadas de peso que acaban siendo incomprensibles, pero que creo se producen precisamente por falta de conocimiento de cómo funciona la magnífica tríada psique-sistema nervioso-cuerpo, la cual observas en el siguiente dibujo:

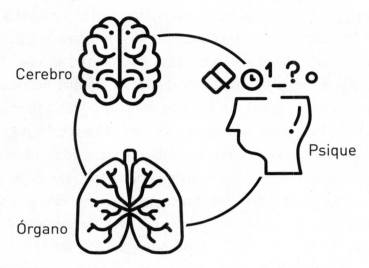

Este libro es una propuesta para cambiar la forma de mirar nuestro cuerpo cuando se tiene algún kilo de más, para amigarte con la imagen y liberarte de la obsesión por el recuento calórico o el número de talla, para soltar las dietas y escoger un cambio de hábitos. Principalmente, trata de entender cómo funciona la biología en relación con la alimentación para nutrirnos de forma más inteligente y sana. Lo natural es que si respetas los procesos de ingesta, la actividad física y la coherencia de pensamientos y sentimientos, todo vuelva a la normalidad. Es también una invitación para ver cómo los factores emocionales nos provocan la necesidad de comer para tapar algo o cubrir necesidades, para tener una válvula de escape antiestrés, haciéndonos subir de peso, llenándonos de culpa y vergüenza para luego presionarnos con dietas restrictivas estresantes, obsesionándonos con la vinculación "estar delgado es igual a salud" y obligándonos a conseguirlo. Creo que en algún momento perdimos el control, dejamos que nos indiquen lo que está bien o mal para nuestro cuerpo y nos privamos de placeres para castigarnos. O por qué mantenemos peso acumulado que se resiste a dietas, pastillas, tés, infusiones, cremas, ejercicio, quemagrasas y aquello que el mercado creyó que sería la panacea y no lo fue.

Sin libertad emocional ninguna forma de alimentación ni dieta te podrá servir. Y después de identificar lo que te ocurre, podrás, a través de ejercicios de trabajo personal, ir aproximándote a una mayor comprensión de tu historia de vida y de tu hambre emocional, para atravesar las áreas molestas y dejar ir lo que ya no te sirve. El éxito desde el exterior es pasajero. El éxito desde el interior es permanente.

Por otro lado, este libro contiene parte de mi historia personal en relación con la alimentación, los conflictos que generaban mi hambre emocional y cómo comprendí que las emociones daban vueltas sin llegar a aterrizar. También me di cuenta de cómo podía volver al normopeso sin dietas restrictivas y totalmente antinaturales y sin emplear otros productos que, finalmente, acaban en la basura sin dar el resultado esperado. La propuesta es comprender cómo actúa nuestra biología, cómo actuamos nosotros y cómo podemos cruzar los datos y los ingredientes para vivir de forma responsable y sana.

Es un viaje para que podamos reconocer qué conflictos vivimos y cómo nuestro cuerpo nos proporciona toda la información que necesitamos; sin embargo, hay que aprender a escuchar y traducir los mensajes. Descubrir esta información cambió mi vida. Decidí que quería conocer más y empecé a cambiar mis hábitos. Hoy en día, con cualquier situación que me sucede, me tomo el tiempo suficiente para revisar cómo la he vivido. Desde que realizo este pequeño ejercicio, he sido capaz de conectar con mi cuerpo y de tomar decisiones con seguridad y confianza. En mis cursos y talleres trato de transmitir lo mismo, y medio para que cada persona, cada alma que se conecta en clase, encuentre un lugar donde, con un buen acompañamiento, pueda abrirse y comprender cómo actúa su cuerpo a partir de sus vivencias.

Con estas páginas te deseo claridad y que el sentido común aparezca en este aspecto de tu vida. Si lo hay, todo funciona. Si escasea, seguirás girando alrededor de lo mismo, viviendo *el día de la marmota*, con un cuerpo hambriento, malnutrido y sobrealimentado. También deseo que recuperes el control y vivas libre de toda obsesión por temas relacionados con tu imagen, con la comida o con las calorías que consumes diariamente, y que esa preocupación se transforme en una ocupación por una vida saludable y armónica, en la que reine la coherencia entre tu ser físico, emocional y mental. Así podrás desarrollar tu potencial y disfrutar de tu mejor versión.

 Recuerda que la Descodificación Biológica es un complemento y no sustituye ningún tratamiento médico y/o psicológico. Es aconsejable que las

personas con sobrepeso u obesidad estén bajo supervisión médica o de algún profesional de la alimentación.

Ejercicio

Te invito a dejar atrás al crítico interior para ser un artista constructor de tu propia vida, para ello puedes hacer uso de una cámara fotográfica o de tu teléfono celular. Toma una foto diaria durante un mes de:

- Todo lo que ingieras en un día desde que despiertas hasta acostarte.
- Algo significativo de "cómo comes" (un plato vacío, la mesa puesta, una copa llena, etcétera).
- Algo que vayas a comer y que lo consideres una amenaza, te produzca culpa o vergüenza o creas que no debes comerlo.
- Una foto diaria de una parte de tu cuerpo.

Es interesante observar durante un tiempo, sin crítica alguna, lo habitual y lo ordinario. La imagen te reflejará lo que quieres mostrar y lo que quieres ocultar. Te propongo que guardes las fotos en un archivo especial que lleve tu nombre y el del libro, y bienvenida sea la experiencia si quieres continuar con ella durante un año. A cada fotografía ponle un nombre.

Descodificación Biológica

La Descodificación Biológica es una herramienta de auto-conocimiento y desarrollo personal, cuyo principio es que antes de que aparezca un síntoma la persona debe haber vivido un conflicto biológico con carga emocional y, por tanto, para vivir sanos tenemos que encontrar aquel dolor que, sin darnos cuenta, está piloteando nuestra vida. Se trata de descubrirnos y de comprender cuáles son nuestros comportamientos compulsivos alrededor de la comida, cuál es la necesidad de control sobre lo prohibido, qué ecuación establecimos entre placer y comer, para qué nos sirve mirar con disgusto el cuerpo, que a su vez nos produce malestar, y en qué punto comer y amarnos se desconectó de nuestras vidas para instalarse una fórmula de desazón, con la que nos castigamos a través de la comida. Muchas personas creen que el problema es el sobrepeso y la forma de alimentarse, por lo que todo quedaría solucionado, no sólo la salud sino muchos aspectos de la vida, si se estuviera delgado y se comiera poco. Pensamientos como "tendré una pareja, un trabajo, una buena vida cuando esté delgada o delgado" anteponen la condición del cuerpo y no del equilibrio emocional para conseguir el normopeso y una vida plena.

Para lograr el ansiado bienestar, a menudo se debe revisar nuestro pasado doloroso. Todos en algún momento hemos guardado en el alma bajo llave el dolor emocional y lo que sentimos, y ese bloqueo tiene un precio. Explicarnos la causa del problema, el desarrollo y la curación natural nos permite encajar las piezas del rompecabezas de la vida. Sin libertad emocional no hay dieta ni alimentación que funcionen. Por ello, el trabajo personal es la condición *sine qua non* para vivir en paz con tu cuerpo y para establecerte en el peso que deseas.

En síntesis, existen dos grandes distinciones para pensar las enfermedades. Una tiene en cuenta que hay desajustes orgánicos o que el síntoma lo produce algún factor externo, como comer, fumar o beber más de la cuenta, y que la consecuencia es la enfermedad. Para sanar es

CAUSA GENÉTICA: factor externo (comida y falta de actividad física) e idiopático

CONSECUENCIA: sobrepeso (enfermedad)

SOLUCIÓN: tratamientos diversos

CAUSA: conflicto biológico

CONSECUENCIA: programa biológico o síntoma "comida" y sobrepeso

SOLUCIÓN: encontrar el origen, sentir, resignificar, integrar y responsabilizarse

imprescindible aplicar acciones desde el exterior, como pastillas, cirugía o distintos tratamientos.

En una, la comida y el peso son el problema, y en la otra son un síntoma. Dos abordajes distintos.

La Descodificación Biológica es otra forma de pensar el síntoma; pone la mirada en la concepción integral del ser humano que tiene en cuenta que ante un desequilibrio o problema nuestra psique interpreta el evento como está acostumbrada: mirando al pasado, a lo conocido, a aquello que aprendimos. Fruto de esa percepción es la interpretación, y si entendemos que es algo negativo, nos percibimos en peligro y nuestro organismo nos ayuda a lidiar con el estrés inesperado.

 Alberto, nueve años, es el segundo de tres hermanos. Cuando regresa de la escuela ve que su madre abraza al mayor y al pequeño mientras que él sufre, porque cree que su madre no lo quiere. Alberto no sabe que sus padres estuvieron a punto de separarse antes de que él naciera, porque el padre había sido infiel. Su madre se enteró del embarazo y juntos decidieron continuar como familia, dándose una nueva oportunidad. El enfado de la madre hacia su esposo lo transfiere al niño, como si fuera la causa de sus males. Es la prueba de una época dolorosa. El resultado es un sobrepeso cada vez más preocupante. Cuanto más percibe Alberto que su madre no está atenta a él de la misma manera que a sus hermanos, más come para apaciguar su angustia inconsciente y su cuerpo se fortalece aún más para generar una coraza protectora que además lo visibilice, por su tamaño, ante sus padres. Una mirada crítica, donde el regaño de sus padres o la burla de sus hermanos es mejor que nada. Un niño aguanta todo antes que el vacío. Y un adulto que se quedó en la etapa del niño dolido también aguantará humillaciones antes que no tener nada.

La acumulación de grasa responde a la necesidad de bajar el nivel de estrés cuando se siente el peligro de no ser amado. El niño se "protege".

Es natural vivir en equilibrio psique-cerebro-órgano y encontrarnos sanos; tenemos problemas y los solucionamos. En caso de vivir con conflictos, problemas, discusiones o malestares diarios, el cuerpo no puede encargarse de tanto estrés y pasará factura. El malestar emocional se paga en especie (células afectadas). Lo que nuestra cabeza no ha podido gestionar ante sucesos que la desequilibran se manifiesta en el cuerpo por medio de síntomas.

Por ello, la Descodificación Biológica busca, principalmente, llegar a una comprensión profunda sobre el origen o la causa primaria de nuestros problemas o enfermedades. A menudo desoímos los mensajes que provienen de nuestros resultados y desatendemos las necesidades de nuestra alma. Queremos cambiar lo que no nos gusta sin comprender por qué hemos llegado a ese punto. Yo le denomino "sanar sin comprender", y lo que te propongo es *comprender para sanar.*

Te hablo basándome en este paradigma, porque me ha dado resultado aplicarlo en mi propia vida y en la de las personas a las que he acompañado en la consecución de sus objetivos.

El trabajo se realiza de adelante hacia atrás. ¿Qué quiere decir esto? Que se comienza a partir del momento en el que la persona tiene un síntoma. Es una herramienta de carácter preventivo, pues en lugar de esperar a que aparezca un síntoma, se realiza un trabajo personal de limpieza, capa a capa, como deshojar una margarita en la que cada pétalo contiene una experiencia que la fragilizó. De esta manera, los síntomas no tendrían la necesidad de manifestarse.

El síntoma exacto tiene un origen o una vivencia que lo ha desencadenado, y también alguna historia, más lejana, en la que lo experimentó por primera vez. Y lo más importante es que cada vez que la persona explora eventos dramáticos se activan en su cuerpo las mismas sensaciones corporales que estuvieron presentes en las situaciones anteriores, y el hecho de permanecer en contacto con ellas ayuda a desactivar el estrés vivido y a descargar las emociones guardadas. Es como tocar el interruptor para abrir la puerta de una jaula y dejar que salgan todas las fieras encerradas durante años, y lo peor es que ni siquiera sabemos cuánto daño interno tenemos atrapado. Así se produce el cambio. Se liberan emociones y sensaciones para ver las experiencias pasadas desde otra perspectiva. Se suelta la obsesión de que la vida sea como uno quiere para darnos la posibilidad de entender que la vida es lo que es y que lo que hacemos con ella es nuestra responsabilidad. Si no me gusta el resultado, me puedo dar la oportunidad de cambiarlo, pero ello supone desactivar o descodificar las causas que hay detrás de las consecuencias. Al respecto, te propongo realizar el siguiente ejercicio:

¿Cuál es el resultado visible que hoy te gustaría cambiar? Por ejemplo, en relación con el sobrepeso, podrías observar algunos temas que son consecuencia de un desajuste emocional y que tienen repercusión en el cuerpo, como:

- Aumento de peso variable desde sobrepeso a obesidad.
- Retención de líquidos.
- Enfermedades en las que el sobrepeso es uno de los síntomas.
- Disgusto o inconformidad por la forma de tu cuerpo.
- Cansancio frente a la actividad física.
- Aislamiento social, frustración, comportamiento evitativo.
- Control obsesivo por la comida.
- Otros (puedes escribir lo que observas como resultado en tu vida).

Bajo el prisma de la Descodificación Biológica, la causa antecede al efecto, es decir, el síntoma es precedido por un conflicto o una situación dramática que nos ha sacudido en el momento en que menos lo esperábamos.

En general, entendemos como síntoma cualquier afectación física (sobrepeso, diabetes, hipotiroidismo, dolores), psíquica o comportamental (obsesión, trastorno mental, trastorno del comportamiento alimentario, depresión), o aquellas conductas comunes o de carácter (esquivo, provocador, luchador, aguantador o "yo puedo con todo", sumiso). Podemos encontrar el origen en escoger cierta actividad profesional o lúdica; por ejemplo, quien ha pasado hambre tenderá a asegurarse su ración diaria trabajando en un supermercado o restaurante, o quien ha sido tratado injustamente buscará proteger a otros para que no les ocurra lo mismo, o bien, quien no se ha sentido visto por sus padres buscará que otros lo hagan siendo amable, apareciendo en medios donde pueda exponerse a la mirada y escucha de otros o a través de un tamaño corporal que lo haga visible.

La consecuencia tiene una causa y para encontrarla tenemos que sentir las emociones que nos provoca esa comprensión a la que hemos llegado. Revisar nuestra historia nos facilita dicho trabajo. Entendemos de dónde proviene lo que hoy nos impide alcanzar el resultado anhelado y sentimos el cuerpo, el envoltorio de las sensaciones corporales que aparecen junto a las emociones que se activan ante los problemas. Ese recuerdo lo catalogamos como desagradable, aunque nunca hay que olvidar que también tenemos un registro de experiencias y sensaciones agradables las cuales pueden actuar como recursos. Rememorar lo que nos dio seguridad nos ayuda a apuntalar aquellas vivencias en las que percibimos inseguridad. Esto nos permite ver que, sin duda, tuvimos problemas, pero encontramos soluciones.

HAMBRE EMOCIONAL

Lo relevante es dejar de buscar soluciones afuera, porque empezamos a depender de ellas. Esto significa que quien desea tener un peso ideal se vuelve dependiente de algo exterior a su voluntad, como la dieta o el ayuno, las infusiones, los laxantes, las pastillas para calmar la ansiedad o para provocar inapetencia, el exceso de actividad física, la comida baja en calorías, el consumo de productos *light* o el uso de cremas, entre otras tantas alternativas que seguramente ya conoces. Estamos tan enfocados en lo de afuera, que creemos que no podemos hacer nada para modificar la realidad que vivimos dentro, siendo el peso un tema que forma parte de esa realidad inmodificable, según algunas creencias.

Por otro lado, vivimos de manera acelerada y con la mirada puesta en el exterior, como si todo ocurriera fuera de nuestra piel, intentando tapar los vacíos con conductas que nos satisfagan por lo menos un ratito. Algo ocurre de manera inconsciente cuando comemos un chocolate por inercia repetitiva y sin tener hambre mientras estamos en el sofá mirando la televisión, es decir, se despierta un vacío emocional que asociamos con el hambre, por lo que buscamos una forma de satisfacción inmediata y momentánea. Necesitamos alejarnos de lo negativo y acercarnos a lo positivo, porque eso nos proporciona cierta tranquilidad y nos da una falsa sensación de estabilidad, y digo falsa, porque en realidad estamos viviendo sin hacernos preguntas o cuestionamientos ante lo que sentimos. A una gran parte de la población le asusta sentir, por eso evadimos las buenas preguntas.

Hay que comprender que las emociones no son buenas ni malas, sino que su función consiste en mostrarnos lo que experimentamos ante las circunstancias de la vida y que, además, nos ayudan a decidir hacia dónde queremos ir a partir de una acción concreta. Por ejemplo, nos movemos en automático cuando nos cuesta o nos da miedo sentir, o bien, cuando confundimos lo que nos pasa emocionalmente.

Juan recibe una llamada de su madre en la que le explica que este mes no pudo pagar el seguro médico, porque tuvo un fallo en la calefacción, el cual le costó más de lo que esperaba. Juan no comprende cuál ha sido la prioridad de su madre, se enfada con ella, porque no se lo ha comunicado antes, le grita y le cuelga el teléfono. Luego, se siente culpable y se describe a sí mismo como un mal hijo e intenta volver a hablar con ella, pero ella no atiende su llamada. Cansado de historias que no le pertenecen, de asumir gastos y problemas de su familia, de no saber cómo reaccionar de forma tranquila, sigue protestando durante un par de horas y con un malestar emocional importante, aunque aún buscando soluciones. Va a la cocina y se prepara un calmante en forma de comestible y unas bebidas. Su bandeja tiene ahora dos donas, un paquete de galletas, una taza de leche con chocolate, una bolsa de papitas y un jugo procesado. En 20 minutos suma las calorías que podía consumir en un día entero. Juan tiene sobrepeso y ha intentado innumerables veces llegar a su peso ideal sin conseguirlo.

Juan, igual que muchas personas que no han conseguido reconocer cuáles son las emociones que les quitan el bienestar y que aún menos aprendieron a gestionarlas de manera psíquica y no con comida, agrega kilos ante cada situación que le genera un desequilibrio emocional. Sin embargo, la vida está llena de momentos de inestabilidad que nos gustaría no tener que experimentar, pero que se presentan de golpe. Los seres humanos buscamos continuamente volver al eje central de nuestra vida, creyendo que tenemos que vivir como si flotáramos sobre un río tranquilo. No obstante, podemos aprender mucho de cada evento que nos pone en tensión si no lo tapamos con comida u otro calmante.

La confusión entre lo que pensamos y sentimos nos lleva a actuar de una forma desajustada. Por ejemplo, estamos cansados y creemos que estamos aburridos, sentimos enfado y creemos que es el otro el que me enfada, sentimos soledad y nos pasamos horas en las redes para sentir que tenemos muchos amigos, nos sentimos insuficientes en una reunión y bebemos alcohol para cambiar el estado de ánimo, o ante una sensación de angustia nos llenamos de comida. Juan podría discernir entre la vivencia de enfado, angustia y de culpa y darse el permiso para reaccionar como necesita su cuerpo en ese momento, sentir empatía y ponerse en el lugar del otro, en este caso en el de su madre. Reconocerse internamente y empatizar seguramente le permitiría permanecer en esa relación más tranquilo. Retomando lo dicho sobre las emociones: no son buenas ni malas, sino un motor que nos ayuda a diferenciar las experiencias y que nos permite sobrevivir, pero hay una línea muy frágil entre una reacción que protege y otra que anula, especialmente cuando anula nuestra voluntad de respuesta.

La Descodificación Biológica entiende que el hecho de que nuestro cuerpo almacene más grasa o retenga más líquidos es una solución biológica que sigue una lógica absoluta. Que la grasa se coloque en un sitio y no en otro, como en los brazos, las piernas, el abdomen, la cara o el cuello, no es aleatorio, sino que sigue el orden que se programa a partir del instante en que se vive un conflicto biológico. Se trata del momento en el que se vivió algo "peligroso" y es la enfermedad la que ayuda a gestionar el estrés para poder enfrentarnos a la amenaza que estamos experimentando emocionalmente. Si el conflicto que me hace sufrir es hacer mucho para conseguir altos rendimientos, serán mis brazos los que cargarán grasa extra. Si lo que necesito es aislarme porque percibo que la gente de los grupos en los que me muevo me mira mal o me dice cosas que no me agradan, mi cuerpo, poco a poco, irá colocando el aislante natural que es la grasa en toda su superficie.

Seguramente lo que tenemos físicamente no nos gusta, pero antes de querer eliminarlo debemos comprender cuál es la razón profunda por la cual el cuerpo ha requerido hacer acopio de grasa. Hay que encontrar el motivo por el que se está acumulando, dándole una determinada forma al cuerpo, o bien no soltando lo que al organismo no le sirve.

Si volteas la mirada hacia el interior, te darás cuenta de cuáles son los dolores emocionales que bloquean la felicidad, que impiden conseguir lo que nos gustaría y que, finalmente, nos hacen sentir enojo, enfado, frustración, malestar, tristeza o enfermos. Esta mirada es una invitación a observar el conflicto que nos llevó a esa emoción. Las emociones nos pertenecen y, ante un mismo problema, cada uno de nosotros reacciona diferente.

Cuando miramos cómo nos hemos sentido en otros momentos de conflicto, nos damos cuenta de que no nos afectan los problemas, sino la interpretación de éstos y, por lo tanto, no vemos el mundo como es, sino como somos.

El impacto de nuestras interpretaciones diarias lo podemos ver reflejado en lo que describí como síntoma o resultado. Es la consecuencia de un fuerte estrés vivido por un sentimiento en particular. Nuestro cuerpo es muy sabio y, la mayoría de las veces, funciona de manera ordenada y organizada, y cuando presenta un síntoma nos da la posibilidad de saber cuál ha sido el problema vivido y, en consecuencia, no hará falta continuar repitiendo las mismas conductas o tropezando con la misma piedra. El trabajo personal permite dejar el guion que se inició en la infancia o en situaciones de fuerte intensidad emocional, permitiéndonos sobrevivir. Soltar es liberarse y dejar de reforzar patrones desfasados, mediante nuestra capacidad de pensar, sentir e imaginar para vivir de manera saludable.

Si nos revisamos, nos preguntamos y vivimos bajo la dinámica de no depositar fuera el origen de nuestros problemas, podremos ser felices, tal y como dice una expresión popular: "Ser feliz es sencillo, lo difícil es ser sencillo".

Ejercicio

1. Si tienes algún síntoma o enfermedad, ¿puedes ver una conexión entre éstos? ¿Cómo describirías las circunstancias de tu vida actual?

_____

_____

2. Si la enfermedad fuera un grito que te pide ayuda, ¿a qué parte de tu vida te estaría pidiendo que prestaras atención? ¿Qué tendrías que cambiar para que tu alma esté en paz?

_____

_____

3. ¿En el último mes o la última semana hubo algún momento en el que sentiste malestar emocional y acabaste comiendo algo para taparlo? ¿Podrías reconectar ahora con lo que sentías? Si lo haces, ¿sientes algo en tu cuerpo?

_____

_____

Sobrepeso y obesidad

Si hay un tema de salud que inquieta, y mucho, a los organismos sanitarios y que, además, se está convirtiendo en una auténtica epidemia, es el sobrepeso y la obesidad. Más allá de la estética, la preocupación se centra en la salud, ya que es un síntoma que puede estar relacionado con diversas enfermedades.

Según datos de la OMS, la obesidad se ha triplicado desde 1975 y, a corto plazo, no se observa una tendencia a la baja, pues las estadísticas siguen apuntando a la alza. De los más de 7800 millones de habitantes que hay en la Tierra actualmente, unos 1800, o sea, casi un cuarto de la población, tiene sobrepeso, y de éstos, unos 650 millones tienen obesidad. También es alarmante el aumento del sobrepeso infantil.

Las personas que presentan estas enfermedades, en las que el principal síntoma es el aumento de peso, viven a menudo la sensación de angustia por la falta de control sobre su organismo y, pese a las muchas acciones que lleven a cabo para disminuir el peso, el resultado es cada vez más pobre. Ahí surge la frustración por la incapacidad de gestionar el día a día alrededor de la comida, por lo que se tira la toalla. El resultado es el aumento de peso, la acumulación de grasa y las enfermedades asociadas.

La contradicción resulta aún mayor cuando hay informes que ponen de manifiesto la necesidad de modificar el modelo alimentario hipercalórico y poco nutritivo que está implementado en la mayoría de los países desarrollados y que, además, compromete gravemente la vida en el planeta. El tipo de alimentación está afectando la salud de las personas y está generando un cambio en el clima, que en pocos años hará muy difícil la continuidad de la existencia. Además, nuestros cuerpos sufren por estar sobrecargados de grasa, toxinas, sobrealimentados, malnutridos y con hambre constante.

Hablamos de sobrepeso y obesidad cuando hay una acumulación anormal o excesiva de grasa que puede ser perjudicial para la salud. Las grasas son necesarias para el organismo, pero en su debida proporción. Aunque nuestro cuerpo está formado mayormente por agua, también necesita proteínas, hidratos de carbono, minerales, vitaminas y grasas; y la buena salud se halla en el equilibrio de todos sus componentes.

El **índice de masa corporal** (IMC) es un indicador simple de la relación entre el peso y la talla, y se utiliza frecuentemente para identificar el sobrepeso y la obesidad en adultos. Se calcula dividiendo el peso en kilos entre el cuadrado de la altura en metros:

$$\text{IMC} = \textbf{peso (kg) / altura}^2 \textbf{ (m)}$$

La definición de la OMS para estos trastornos es la siguiente:

- IMC igual o superior a 25 determina sobrepeso.
- IMC igual o superior a 30 determina obesidad.

La tabla siguiente pone de manifiesto estas determinaciones:

Estado corporal	Índice de masa corporal (IMC)
Infrapeso	Menor de 18.5
Normopeso	De 18.5 a 24.9
Superior a lo normal	De 25 a 29.9
Obesidad tipo I	De 30 a 34.9
Obesidad tipo II	De 35 a 39.9
Obesidad tipo III (mórbida)	De 39.9 en adelante

Índice de Quetelet adaptado al IMC

Hablando de sobrepeso, en los niños menores de cinco años se tiene en cuenta el peso y la estatura con más de dos desviaciones típicas por encima de la mediana establecida para el patrón de crecimiento; y de tres desviaciones cuando se trata de obesidad.

 Aarón tiene tres años y pesa 22 kilos. Al nacer pesó 5.3 kilos, y con dos años ya era corpulento, pesando 16 kilos y midiendo 86 cm. Su pediatra insiste en la necesidad de tener en cuenta el tipo de alimentación, pero la madre, a pesar de afirmar que hará régimen, cada día le da más comida al niño. Comenta que el abuelo materno del niño es muy parecido a él y que siempre fue fuerte, pues gracias a eso salvó la vida en la época de la guerra. La asociación sobrepeso = salud bloquea la regulación de la ingesta y la nutrición del infante.

A partir de los cinco años y hasta los 19, la fórmula que se aplica para calcular el IMC corresponde a más de una o dos desviaciones típicas por encima de la mediana, tanto para el patrón de crecimiento, el sobrepeso y la obesidad.

 Paola tiene ocho años y es tratada por sobrepeso desde los cinco. En cuanto puede, come a escondidas porque siempre tiene hambre. ¿Qué cambió en su vida para que iniciara un proceso de sobrealimentación? Todo comenzó a partir de que sus padres se separaron y la familia paterna empezó a hablar mal de la madre delante de la niña. Recibir mensajes negativos de su padre sobre la madre, sin poder hacer algo para cambiar el sufrimiento que le provoca, hace que incluso siendo tan pequeña tape la angustia con dulces. Paola tiene acceso con mucha facilidad a la comida, ya que su madre se encarga de un supermercado, lugar en el que la niña pasa las horas en las que no está en la escuela. Esta facilidad ha sido un factor coadyuvante, aunque la razón principal radica en las emociones asociadas a la separación de sus seres más queridos y a la agresión que percibe por parte de su padre y de la familia paterna.

Entre los niños mayores de cinco años y adolescentes se han disparado la obesidad y el sobrepeso; en los últimos 40 años las cifras se han multiplicado por 10, por lo cual se calcula que en el 2022 más de la mitad de la población mundial con esta edad se ubicará por encima de su normopeso.

Debe tenerse en cuenta que el IMC no distingue entre los componentes grasos y no grasos de la masa corporal total, y que el sobrepeso puede deberse a la acumulación de grasa, agua u otros tejidos, como músculos o huesos.

El IMC ofrece la medida más favorable para delimitar el sobrepeso y la obesidad en la población, ya que es la misma para ambos sexos y para los adultos de todas las edades. No obstante, debe tenerse en cuenta que es una medida a título indicativo, porque es posible que no corresponda con el mismo nivel de grosor en diferentes personas; por ejemplo, hay quienes cuentan con una gran masa muscular y otros con una estructura ósea ancha y fuerte.

¿Cuánto crees que pesa aproximadamente cada una de las personas de la silueta?

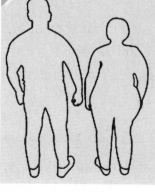

Respuesta: ambos pesan 105 kilogramos, sólo que uno de los dos tiene obesidad y el otro, no. La figura del hombre representa un cuerpo musculoso y trabajado físicamente.

Los especialistas en cardiología consideran como factor de riesgo cardiovascular el tamaño de la cintura, pues ahí se aloja la grasa abdominal visceral que rodea los órganos y que, según éstos, es la que acarrea peores consecuencias para la salud, como colesterol y triglicéridos altos, enfermedades cardiovasculares, hipertensión, diabetes, alteraciones metabólicas y endocrinas.

Por ello, otra forma de medir la sobrecarga ponderal es el contorno de cintura (perímetro abdominal), pero hay que recordar que las formas de los cuerpos son muy variadas. Una cintura de riesgo es aquella que mide más de 88 cm en la mujer (más de 35 pulgadas) y más de 102 cm en el hombre (más de 40 pulgadas). Se puede medir el perímetro de la cintura estando de pie y al final de la espiración.

El origen de la grasa abdominal lo podemos establecer en dos factores hormonales: la insulina y el cortisol, lo cual abordaremos más adelante.

En general, la medicina alopática le atribuye tres orígenes a las enfermedades: causa genética, factores externos y mala suerte, que, en términos menos coloquiales, es la causa idiopática, es decir, de la que se desconoce el factor que ocasiona el síntoma.

Por su parte, la medicina psicosomática incorpora el estrés como factor de riesgo de algunas enfermedades cardiacas, musculares, neurológicas, dérmicas, entre otras.

En general, la medicina clínica sitúa el origen del sobrepeso y la obesidad en los factores endocrinos, las causas genéticas y los hábitos de vida. Dentro de estos últimos estarían la mala alimentación, el tabaquismo, el sedentarismo o la falta de ejercicio y el estrés. En los factores genéticos se han descubierto dos fenotipos: el ahorrativo y el derrochador. El primero todo lo que come lo almacena, y el segundo come mucho y no engorda.

Hace pocos años que, desde el ámbito de la nutrición, la psiconeuroinmunología y en especial las neurociencias, se han comenzado a incorporar los factores emocionales como uno más de los factores de riesgo.

Otra forma de mirar la salud y la enfermedad es tener presente que somos individuos compuestos por mucho más que una mente y un cuerpo que funcionan separados. Como en todo equipo, juntos son algo potencialmente más grande. Contamos con un espíritu y una materia en forma de cuerpo, y éstos no se excluyen, sino todo lo contrario, se incluyen y complementan. Además, cuando estamos bien mentalmente, nuestro cuerpo replica el bienestar, y cuando empezamos a gestionar mal los pensamientos, los sentimientos y las emociones, el cuerpo nos pasa la factura.

¿Cuál es la conexión mente-cuerpo que hace que nos sintamos con buena o mala salud? En este tenor, partimos del concepto de salud no como la ausencia de enfermedad, sino como el completo bienestar físico, mental y social.

El *Diccionario de la lengua española*, en una de sus acepciones, define bienestar como el "estado de la persona en el que se le hace sensible el buen funcionamiento de su actividad somática y psíquica". En suma, nos damos cuenta de que nos sentimos bien (estar seguros o sanos) o de que tenemos algún malestar (estar en peligro, enfermos o preocupados). Sentirnos bien en distintos aspectos de la vida hace que notemos esa sensación de silencio del malestar y que nos inunde una paz interior o bienestar, e incluso de felicidad.

Para llegar a ese bienestar, se está en permanente búsqueda del equilibrio. No podemos obviar las experiencias que se presentan, sin importar que las hayamos provocado o que simplemente hayan ocurrido.

Salud es igual a silencio, a tranquilidad. Eso es la verdadera dicha. En relación con el sobrepeso, salud será igual a permanecer con el peso adecuado a nuestra altura, sintiendo que nuestro cuerpo es ágil, que se recupera cuando lo requiere la situación y que nos permite realizarnos. Cuando nos sentimos mal, estresados, preocupados o incapaces de movernos bien por el sobrepeso surgen diferentes limitaciones. Muchas cosas cambian cuando aparecen los síntomas como dificultad para trabajar, cansancio al sentir que hace un gran esfuerzo frente a cosas que antes se realizaban fácilmente (caminar o hacer ejercicio), llevar a cabo actividades cotidianas, etcétera. En resumen, los cambios en la salud repercuten en diversos ámbitos.

Un paradigma nos lleva a mirar las causas independientemente de las emociones de la persona; y otro nos invita a revisar el mundo interior del sujeto con sobrepeso para encontrar el conflicto que lo ha llevado a tener que usar un mecanismo adaptativo de sobrevivencia.

Mirar afuera o buscar adentro. Contemplar al ser por separado o con una mirada holística. Tú decides.

Ejercicio

1. ¿Cuál es tu IMC y tu índice de cintura?

_____

_____

2. ¿Qué tan conforme o inconforme te sientes con tu IMC y con tu índice de cintura?

_____

_____

3. Describe tu relación IMC a lo largo de tu vida:

Edad	IMC	Historia de vida (narra detalles de ese periodo)
Nacimiento		
1 año		
5 años		
8 años		
10 años		
12 años		
15 años		
18 años		
20 años		
25 años		

HAMBRE EMOCIONAL

Edad	IMC	Historia de vida (narra detalles de ese periodo)
30 años		
35 años		
40 años		
45 años		
50 años		
53 años		
56 años		
60 años		
65 años		
70 años		

La columna Historia de vida te permitirá ver, de manera simultánea, el cambio de peso y cuáles fueron los momentos de conflicto.

De cómo impactan las emociones en nuestro cuerpo
~~~~~~~~~~~

EL CUERPO GRITA LO QUE LA BOCA CALLA

Las neurociencias han demostrado que mente y cuerpo están unidos y que son interdependientes, cuestión que la filosofía y la religión quisieron separar y que vuelve a unirse. Ha quedado bastante claro que los pensamientos, las emociones o los sentimientos tienen un impacto en nuestro organismo, el cual se puede ver reflejado cuando enfermamos o cuando sanamos. La mayoría ha podido notar que cuando estaba muy enfadada, no podía "digerir" una situación, por lo que casi no comía o tenía acidez. O al vivir algún temor por lo que podía depararles la vida padecieron ansiedad, o cuando tenían una fuerte responsabilidad la espalda se cargaba de tirantez. Bajo el mismo razonamiento se entiende que las tensiones pueden llevarnos a adoptar comportamientos distintos, ya sea con el sueño, la actividad física o la comida, donde el resultado es el sobrepeso. Lo que está claro es que si hay un síntoma como acidez, ansiedad, dolores o sobrepeso es que indudablemente, previo a la aparición de éste, hubo alguna

experiencia dolorosa con una tonalidad emocional específica, por ejemplo, rencor, miedo al futuro, impotencia o
rechazo.

Es casi seguro que olvidaste las experiencias dolorosas,
las superaste y ya no piensas en ellas, sin embargo, tu cabeza lo registra todo y lo recuerda. El objetivo de recordar
es mantenerse alerta por si volviese a ocurrir algo similar,
y es probable que esos recuerdos inconscientes te hagan
funcionar con base en un patrón involuntario.

Podemos vivir desconociendo lo que sentimos, pensando que nuestros problemas provienen del exterior, que hay
un culpable empeñado en hacer la vida difícil más de lo que
ya es y que no tenemos nada que ver con lo que nos pasa,
o bien, podemos acceder al autoconocimiento que nos permita ver la responsabilidad que tenemos en la construcción
de nuestra vida. La gestión emocional eficaz nos pertenece
al igual que la vida. Conócete para superarte.

Si parte de nuestra salud depende del nivel de hormonas
del estrés que tengamos en el cuerpo, está claro que nuestra estabilidad emocional también influye en el estado de
salud corporal o psíquica. Siendo la mente la que interpreta
la realidad, será ella quien nos haga creer que estamos en
peligro o que estamos a salvo, por tanto, le asignaremos la
creación de síntomas o enfermedades, así como la función
de ayudarnos a permanecer saludables o a recuperar la
salud.

La teoría de la Descodificación Biológica permite revisar el impacto que han tenido los problemas cuando después de uno de ellos, o incluso luego de que la tormenta

haya pasado, aparece un síntoma. Pero no se refiere a cualquier problema, sino a aquellos que nos golpean sorpresivamente y que callamos. Podemos atravesar muchas historias conflictivas, aunque no todas dan lugar a un síntoma. Únicamente lo harán aquellas situaciones que son inesperadas, dramáticas, sin solución y, principalmente, que no se han podido expresar. Cuando hablo de expresión, me refiero a lo que se ha sentido emocional y corporalmente y que por múltiples razones permanece silenciado.

Lo anterior se juega en tres niveles mediados por los tres cerebros. En realidad, tenemos sólo uno, pero Paul McLean estableció una clasificación para poder explicar las formas de reactividad ante los problemas; y un problema es una fuente de estrés. Lo más primitivo es el cerebro reptiliano, destinado para las funciones básicas. Le sigue el cerebro de las emociones o límbico, y a éste el del pensamiento o neocorteza. Estos tres niveles nos permiten sobrevivir, sentir y pensar.

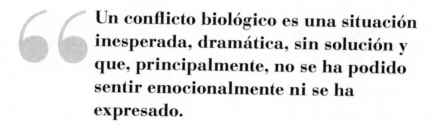

Un conflicto biológico es una situación inesperada, dramática, sin solución y que, principalmente, no se ha podido sentir emocionalmente ni se ha expresado.

Todos atravesamos por circunstancias que preferiríamos no vivir, pues en la cabeza tenemos una idea fija: vivir sólo buenas experiencias. Los momentos traumáticos, que inevitablemente van a llegar, nos colocan en tensión, algo a lo cual debemos dar respuesta. Por ejemplo, no tenemos comida y tenemos que conseguirla para alimentarnos. En la actualidad esto es relativamente fácil, pero cuando se vivía en las cavernas no lo era tanto. Se tuvieron que pasar pruebas muy difíciles y aprender de ellas para no equivocarse, ya que un ligero error se pagaba muy caro, incluso con la vida. Por este importante motivo es que las reacciones de supervivencia o los procesos naturales que se realizan de manera continua, como el latido cardiaco, el dormir, permanecer despierto o respirar, se programaron para que fueran automáticos, sin dar oportunidad a que los pensamientos participen y decidan voluntariamente. En este tipo de reacciones participa el cerebro arcaico o reptiliano. A lo largo del tiempo y, en específico, para los mamíferos fue necesario contar con emociones que nos ayudaran a decidir y a actuar, por ello se sumó una parte al cerebro arcaico, que es el cerebro límbico o emocional, encargado de diversas funciones, entre ellas: guardar los recuerdos en forma de memoria, mostrarnos lo que estamos sintiendo, decidir si un evento es peligroso o no, y ayudarnos a sentir emociones para poder clasificar los estados que vivimos. Esto último lo realiza gracias a la secreción de hormonas y neurotransmisores, que son los moduladores del estado de ánimo. Y, por último, en la evolución filogenética apareció la llamada neocorteza cerebral, con la parte anterior que se localiza en la frente, en la corteza prefrontal y en la frontal. Es la más lenta a la hora de actuar, ya que se toma unos segundos para decidir, asociar ideas, planificar, sentir si algo está bien o no según nuestra vara moral o ética,

y puede también imaginar el futuro. Por ello, cuando queremos vernos saludables, con una imagen agradable y con
un determinado peso, le pedimos a la neocorteza que lo
haga antes de realizarlo. Si es posible en tu mente, es posible en tu cuerpo. Esta afirmación la daremos por cierta si
al pensamiento se le suma la emoción de sentir que hemos
conseguido algo, por lo que podríamos decir que "si lo puedes sentir, lo puedes vivir" o "creer es crear".

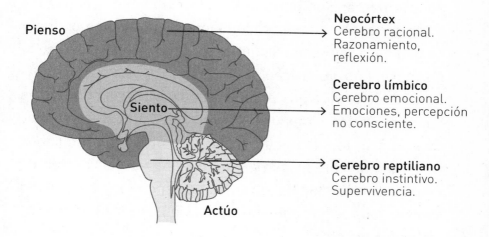

Pienso

Neocórtex
Cerebro racional.
Razonamiento,
reflexión.

Cerebro límbico
Cerebro emocional.
Emociones, percepción
no consciente.

Siento

Cerebro reptiliano
Cerebro instintivo.
Supervivencia.

Actúo

DE SENTIMIENTOS Y EMOCIONES

Una discusión, un diagnóstico difícil, una separación, el
abandono, el rechazo, un insulto, un bloqueo físico, un
ataque, la falta de escucha, de mirada, de aceptación, una
humillación, una infidelidad, la falta de dinero o de algo
importante para vivir, la rabia o ira, la sensación de luchar o de resistir son ejemplos de situaciones que pueden

presentarse en cualquier momento, aunque son la excepción, ya que no acontecen todos los días. De todas maneras,
no son las situaciones que vivimos, sino lo que pensamos
de éstas lo que hace que reaccionemos de manera negativa o le demos vuelta para ver lo que nos puede aportar el
evento en lugar de pelearnos con el mismo. Por tanto, se
trata de cómo interpretamos algo, y ahí participa nuestra
corteza insular cerebral. La interpretación está supedita-
da a la percepción de la realidad y hay tantas realidades
como personas en el mundo. Mientras no tengamos flexibilidad para ver desde distintas ópticas un mismo tema, se
nos hará más difícil aceptar la realidad que se nos presenta. Cuando la vida nos prueba con experiencias dolorosas
tenemos varios caminos a seguir. Aceptamos y aprendemos, o sea, le sacamos partida al problema; o sufrimos
y nos vemos como víctimas del destino sin posibilidad de
cambiar, por lo que seguiremos haciendo lo mismo, o, en
su caso, buscamos culpables para descargar nuestro malestar contra otros.

Además de pensamientos y sentimientos, en todo evento doloroso se activa una emoción que queda atrapada
y que genera estrés, el cual asociamos a algún malestar y
a querer escapar rápido de lo que estamos sintiendo.
A nadie le gusta sentirse mal, por lo que tendemos a huir
de las sensaciones desagradables, en lugar de sostener el
momento y que, poco a poco, se vayan diluyendo.

Algunos autores describen los sentimientos como emociones, pero en lo personal creo que es importante separar cada uno de estos estados anímicos.

De cómo impactan las emociones en nuestro cuerpo

Los sentimientos tienen su origen en una zona que nos ayuda a pensar, la región neocortical frontal del cerebro, y se producen como reacción a las emociones que han surgido ante estímulos externos o internos.

Asimismo, parten de los pensamientos, por lo que son subjetivos. Además, se han creado a partir de las experiencias personales, los traumas, los momentos de malestar, las creencias familiares, incluso con las historias de nuestros ancestros que modelan nuestra forma de pensar.

Ejemplos de sentimientos son: frustración, pena, desesperanza, hostilidad o gratitud. A estos sentimientos se les puede asociar una emoción que puede ser: miedo, ira, rabia, tristeza, enfado o alegría. Al sentimiento de pena se le asocia la emoción de la tristeza; al de hostilidad, el miedo; y a la gratitud, el amor.

Las emociones son respuestas involuntarias que no podemos controlar cuando se activan ante un estímulo (noticia, llamada, discusión, imagen, persona, etcétera), es decir, saltan como un acto reflejo que pone en marcha reacciones corporales. Por ejemplo, cuando vas a cruzar la calle y ves que viene un coche muy rápido te sientes en peligro, hay miedo y la respiración y el pulso se aceleran, te corre electricidad por todo el cuerpo. El sentimiento asociado te hace ser consciente de la emoción vivida para que puedas calificarla. Esta clasificación se basa en un pasado y en los recuerdos de los momentos vividos, principalmente cuando hay cierta similitud.

Se podría decir que hay asuntos de los que se ocupa el cuerpo, y otros de los que se ocupa la mente. La mente reacciona al exterior y el cuerpo al mensaje de la mente, movilizando el interior.

El siguiente caso ayudará a aclarar este tema en el que puede existir confusión entre los términos de problema, síntomas, pensamientos, sentimientos, emoción y mecanismo adaptativo al estrés.

 María recibió insultos y degradaciones desde muy pequeña por parte de su madre, una mujer que siempre estaba enfadada con su esposo. En lugar de expresar lo que sentía con la persona adecuada, aprovechaba cualquier momento para insultar a María; descargaba su ira e impotencia sobre ella, incluso con alguna bofetada o patada. María tiene hoy 45 años, y cada vez que su marido eleva la voz o le recrimina cosas, revive el menosprecio sentido dentro de su familia de origen. Cuando va con su terapeuta, le cuenta sobre su sensación de impotencia y contrariedad, pues quiere a su marido, pero se siente desairada y desaprobada, lo cual le causa una profunda tristeza que ha confundido con depresión. La única manera que ha encontrado para soportar tanto dolor es comiendo galletas de chocolate, pastel con mermelada de fresa, y cuando está muy ansiosa se come las uñas o se toma más pastillas de las necesarias. Tiene un sobrepeso de 24 kilos, que comenzó a almacenar en su cuerpo desde los 24 años, momento en el que se casó y su marido inició sutilmente el maltrato.

Conflicto	Síntoma físico	Síntoma psíquico	Pensamiento	Sentimiento	Emoción	Mecanismo adaptativo
Maltrato	Sobrepeso de 24 kilos	Depresión	"Esta vida es insoportable."	"Me siento menospreciada."	Ira y tristeza	Llenarse de galletas y no dar su opinión o defenderse.

DEL MIEDO AL AMOR:
LA REACCIÓN EMOCIONAL

Tratándose de sentir podemos encontrar un abanico muy amplio de emociones que van del miedo al amor, y aquellas que percibimos como negativas son las que tendrán un impacto nocivo en nuestro organismo, ya que generan estrés. Las emociones se activan con lo que pensamos de lo que vivimos, y no con lo que vivimos, ya que esto nunca depende del evento, sino de nuestra forma de interpretar lo que nos ocurre.

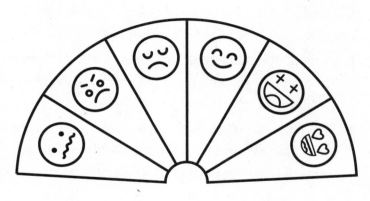

Cada una de las emociones se manifiesta según la percepción del evento. Veamos los ejemplos del listado siguiente:

- Despidos o problemas en el trabajo: miedo a no encontrar otro trabajo, a perder la valía; tristeza por separase de los compañeros; rabia por el proceso vivido, etcétera.
- Muertes: tristeza, enfado, rabia, miedo, etcétera.
- Enfermedades: miedo, rabia por creer que es mala suerte o porque te ha tocado a ti y a otro no.
- Discusiones, problemas de comunicación, de pareja, con los hijos: ira, enfado, miedo a la separación o ante una agresión, etcétera.
- Problemas de dinero: miedo a la carencia, a no ser suficiente, a no lograr rendir, tristeza, etcétera.
- Problemas de validez personal: tristeza, ira, miedo a perder la valía, a no ser capaz.
- Aunque sabemos que depende de la interpretación personal la manera de vivir cada historia problemática o situación desestabilizante, podemos tomar los ejemplos anteriores para describir algunas posibles causas de sobrepeso:
  - Los problemas de dinero llevan a que el cerebro registre la carencia y no suelte nada por miedo a la escasez.
  - Las discusiones y/o agresiones de cualquier tipo favorecen la acumulación de grasa con el objetivo de sentirse protegido.

De cómo impactan las emociones en nuestro cuerpo

- Las creencias que asocian la curación de una enfermedad con comer provocan el aumento rápido de peso cuando se atraviesa por una enfermedad por miedo a morir.
- Los duelos no realizados que nos impiden soltar al otro se cargan en forma de peso (kilos).

Las emociones forman parte del mecanismo de supervivencia que ha permitido que nos mantengamos vivos. Desde siempre han trabajado para nosotros y deberíamos conocerlas en lugar de temerles o intentar anularlas. Son pura energía y no son buenas ni malas, sólo nos muestran estados internos. Conocer nuestras reacciones ante ellas y las necesidades que tenemos cuando las sentimos, nos permitirá escoger la acción más adecuada, la cual no siempre tiene que ser llenarnos con comida.

 Después de un accidente de coche ocurrido 10 años atrás, a Esteban le cuesta volver a conducir porque siente miedo, desconfianza y recelo. El miedo es una emoción, mientras que el recelo y la desconfianza son sentimientos. Su cerebro le avisa de un peligro y lo hace a través de señales como malestar general, respiración entrecortada, corazón acelerado, algo que, comúnmente, solemos calificar como angustia. Para no sentir miedo opta por una vía compensatoria, que es ir en transporte público, y de esta manera el estrés es mucho más bajo. Además, desde el accidente, luego del mediodía empieza a comer galletas o chocolate, y esto se acrecienta alrededor de las 19 h. Este hábito ha provocado un aumento de peso, al cual se le suman otras limitaciones, como no poder hacer deporte porque se cansa demasiado. Los 10 kilos de más los resienten sus piernas. Esteban no ha asociado esto a que come más y que es aún peor alrededor de la hora en la que se produjo el accidente, así como que no hacer ejercicio físico es resultado, deseado inconscientemente, del mismo accidente, porque éste tuvo lugar al pasarse un semáforo cuando iba al gimnasio. A menudo no notamos lo que realmente ocurre.

Los pensamientos, los sentimientos y las emociones son energía. Aunque hay una entidad física o lugar en donde podamos localizarlas, existen diversas zonas en nuestro cerebro que se encargan de los distintos procesos vividos con emocionalidad. Son energía que se transforma en moléculas químicas en una zona del cerebro, el sistema límbico, y en otras áreas especializadas. De ahí van a otras partes del sistema nervioso y, al ponerse en marcha el sistema endocrino, se inunda el cuerpo físico y se producen sensaciones que perduran hasta que se neutralizan por agotamiento. ¿Cuándo se produce la vuelta a la normalidad? Cuando su función de alarma ha finalizado. La emoción y las sensaciones corporales permanecen el tiempo necesario para avisarle al cerebro arcaico que hay un peligro y que hay que estar alerta para escoger la respuesta más apropiada.

Las emociones son un componente más que busca estabilidad. A pesar de que creamos que las emociones negativas nos sacan de ese equilibrio, tenemos que re-conocer que gracias a éstas hoy estamos vivos. Son me-canismos biológicos que nos preparan para responder al entorno, tanto si nos tenemos que defender como si pode-mos disfrutar o sentir placer. Sin ellos no hubiéramos tenido la fortaleza para ir a cazar, para enfrentarnos a situaciones realmente duras o sobrellevar momentos muy dolorosos, como pérdidas y separaciones. Nos vemos como el punto central de la historia y no como un eslabón más para la humanidad, la cual construimos entre todos. Además, para no repetir eventos y seguir evolucionando, necesitamos de un mecanismo que nos recuerde lo vivido, y ese sistema es el cerebro límbico o emocional. Por eso, en la evolución del ser humano se produjo una incorporación a la altura de la zona temporal (orejas), que es este cerebro medio.

CUANDO SE PONE EN MARCHA
EL CEREBRO EMOCIONAL

Ante las experiencias que nuestra corteza cerebral in-terpreta como peligrosas, porque son inesperadas y dra-máticas, se activa el cerebro emocional con el objetivo de asegurar la supervivencia. Aunque sentimos escalofríos en el cuerpo o tensión en la espalda, el proceso no se ini-cia en el cuerpo, sino que viene regulado desde el cerebro y éste se encarga de que nos pongamos en marcha y de que el cuerpo cuente con los recursos para hacerlo. Para ello, está provisto de un detector, la amígdala cerebral, especializada en captar los peligros como si los oliera, de percibir los rasgos faciales de otras personas y crear estados emocionales como miedo o ira, aunque también alegría o tristeza. Esta parte se conecta con el hipocampo, órgano que se enfoca en la memoria, en no olvidar, es decir, en recordar tiempos, espacios, comparar experiencias y almacenarlas unidas a ciertas emociones. Sólo se pueden guardar los recuerdos si se han podido metabolizar e integrar, y el hipocampo es el recuperador de los recuerdos y el que da el aviso sobre si se ha vivido algo similar, así como del resultado obtenido con esa experiencia.

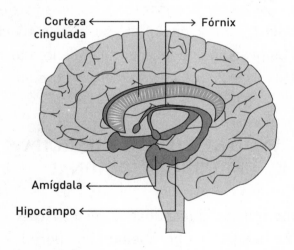

Otras partes del sistema límbico valoran el significado de lo vivido. El cíngulo interviene en la atención y en percibir cómo se siente el cuerpo y a los otros; y la ínsula interpreta el tipo de estrés o dolor que se está sintiendo. Al tratarse de salvar la vida, todo esto ocurre en milisegundos, por lo que inmediatamente al detectar un peligro se avisa al hipotálamo, parte reguladora de distintos procesos fisiológicos, como el hambre o la saciedad, la sed, el descanso o el deseo sexual, entre otros, y la encargada de activar el sistema nervioso simpático, que estimula a la médula de las glándulas suprarrenales para que liberen catecolaminas (adrenalina y noradrenalina) y activa, además, la glándula hipófisis para prepararse ante el estrés. Esta glándula estimula otra parte de las suprarrenales (específicamente su corteza), que liberan cortisol, lo que mantiene preparado el cuerpo, ya que hace que la glucosa se mantenga constante. El estrés es un factor a tener en cuenta en el sobrepeso. Mantener los problemas dentro de la cabeza durante mucho tiempo es perjudicial para las neuronas, que sufren por exceso de cortisol. Sostener prácticas saludables como la relajación, las visualizaciones, el ejercicio físico, las caminatas, las charlas agradables, escuchar sonidos de la naturaleza o música relajante hace que el cerebro interprete bienestar y deje de estar alerta, por lo que el cortisol disminuye.

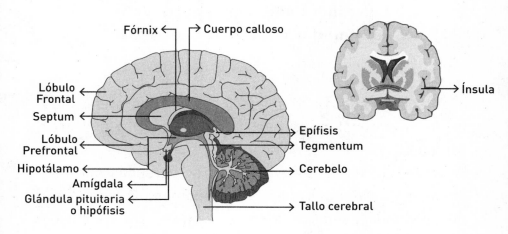

APRENDER A VIVIR

Las personas que tienen buena salud física, por lo general poseen buena salud emocional y son conscientes de sus pensamientos, sentimientos y comportamientos. Han aprendido maneras saludables de relacionarse con los problemas, en las que consideran el estrés como parte de la vida. Saben llevar las riendas de su vida y no dejan que las emociones los lleven a ellos. Se sienten protagonistas y no víctimas, por lo que no se enganchan ni con las situaciones ni con las personas y, principalmente, sueltan la necesidad de tener la razón.

Frente a un problema hay dos alternativas. Si tiene solución, hay que ponerse en marcha para encontrar opciones y resolverlo; y si no la tiene, deja de ser un problema que deba estar dentro de nuestra mente, agotando nuestra energía.

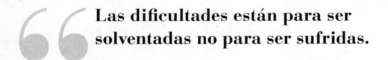

Las dificultades están para ser solventadas no para ser sufridas.

A todos, alguna vez en la vida, se nos han presentado distintas circunstancias que han dado lugar a una programación de dolores, dificultades, frustraciones, inconvenientes, etcétera; sin embargo, hay personas que han tenido que vivir situaciones extremadamente inhumanas y que, con todo, pueden vivir con amor y sentirse tranquilos con sus circunstancias. Han visto lo positivo de lo negativo

y eso les ha dado fuerza para construirse como seres re-
silientes. Otros, simplemente, sólo han podido ver lo negativo y han creído que son víctimas de todo y de todos sin
poder salir del pozo de la amargura.

Para el cerebro arcaico de María, comer galletas de
chocolate o pasteles le permitía calmar la ansiedad y en-
tretener a su cabeza para que los pensamientos de nuli-
dad, invalidez e impotencia no le continuaran despertando
el impulso de romper todo y con todo. Quizás con las preguntas adecuadas María podría salir del martirio que vive
y ser la próxima Evelyn de *Tomates verdes fritos* (1991), una
magnífica película que nos deja el mensaje de que la solución está en nuestras manos y que la amistad es una
excelente fórmula para salir adelante.

Lo interesante no es encontrar todas las respuestas,
sino hacernos las preguntas correctas.

Ejercicio

1. Describe cuáles son tus reacciones emocionales
y de conducta ante problemas que se presentan en:

	Reacciones emocionales	Conductas
Familia		
Pareja		

	Reacciones emocionales	Conductas
Hijos		
Trabajo		
Amigos		
Tu cuerpo		

2. ¿Alguna de tus reacciones la compensas comiendo o bebiendo?

_____

_____

El autoconocimiento libera.
¡Comienza por ti mismo!

Nutrición y afecto
~~~~~~~~~~~~~

Sin duda alguna, la relación nutrición-afecto es íntima al juntar lo físico con lo mental y emocional. Los primeros alimentos que nos nutrieron en el vientre materno nos dieron fuerza e impulso para continuar, pues todo ser vivo necesita nutrirse para sobrevivir. ¿Cuándo crees que fue tu primera comida? Fue un apetitoso baño de glucosa en el óvulo que fue fecundado por un espermatozoide.

Con mamá compartimos varios periodos importantísimos: el primero comienza en el instante mismo de la fecundación; el segundo va desde la implantación al nacimiento; y el tercero se llama vida. ¿Has acertado en tu respuesta a la pregunta anterior?

PRIMER ALIMENTO: LA FECUNDACIÓN

Llamamos fecundación al proceso mediante el cual dos gametos, un óvulo y un espermatozoide, se unen y forman un huevo o cigoto, y esto ocurre cuando uno de los miles de espermatozoides que entran al aparato reproductor femenino, encuentra el óvulo en la trompa de Falopio y logra penetrar en su interior atravesando las tres capas.

Cuando el espermatozoide penetra en el óvulo, suelta su cola, que le proveía de energía para el intenso viaje, y abre su cabeza para soltar su contenido genético. Luego se unen los núcleos de ambas células y se intercambia la información genética contenida en los cromosomas.

Sin duda, cuando vemos el papel de la mujer durante este proceso, nos damos cuenta de la importancia de la planificación, organización y previsión para mantenernos con vida.

El ovocito ya está preparado para el proceso y, por ello, ha acumulado todo el material necesario para el inicio y el crecimiento del embrión (glucosa, aminoácidos y proteínas, ribosomas y ARN de transporte, factores morfogenéticos, etcétera). El cigoto y luego el embrión se nutren de lo que hay en el propio ovocito, es decir, del reservorio de la trompa de Falopio, en particular de la glucosa y de lo que genera el propio embrión preimplantado (factores de crecimiento, aminoácidos, proteínas); y ese alimento le sirve para viajar a través de la trompa en su curso migratorio y para dividirse en grupos de células.

En la primera semana de vida se lleva a cabo un gran trabajo y para poder realizarlo es fundamental la nutrición. Es un periodo muy tenso, ya que hay un tope en la cantidad de alimento y el embrión tiene que llegar al útero antes de que se agoten las reservas, lo cual ocurre aproximadamente al sexto día. Por un lado, el embrión recibe alimento y, por otro, se autorregula, lo que le otorga un rol protagonista en su crecimiento.

Puede conseguir su regulación sintetizando un factor soluble llamado Factor Activador de Plaquetas (PAF, por sus siglas en inglés), que tiene la función de estimular el metabolismo embrionario, regular la progresión de las divisiones celulares y ordenar el movimiento migratorio. Además, el epitelio de la trompa produce proteínas, citoquinas y factores de crecimiento que nutren, guían al embrión y forman una pared protectora. ¿Esto quiere decir que ya estuvimos alguna vez en tensión por falta de comida? Sí, teníamos unas reservas que se podían agotar. Muchas personas fuera de esta etapa inicial también han pasado por periodos de carencia (restricciones, guerras, sequías, desastres naturales, esclavitud, encierros, etcétera), que en su memoria implícita pueden tener registrado como peligro de muerte.

Es importante recordar que tres de cada cuatro embarazos terminan en aborto espontáneo por mala nutrición, ya que para que el cigoto se pueda implantar necesita de glucosa para realizar el trabajo necesario.

SEGUNDA FASE: LA IMPLANTACIÓN

El primer viaje de nuestra vida llega a su fin y estamos agotados. Es hora de dejarnos sostener y de recibir el placer de conseguir un objetivo. Esa apertura comienza alrededor del quinto día, cuando el embrión suelta el abrigo (zona pelúcida) que lo protegía de adherirse y busca la implantación en el sitio correcto que, por lo general, es la parte superior y posterior del útero. Aquí colaboran las hormonas sexuales femeninas, estrógenos y progesterona, sin embargo, lo genial está por llegar. Primero comienza un baile de intercambio de información y de reconocimiento entre madre e hijo. El premio llega en el útero cuando, en el momento de la implantación, nos espera un colchón dulce, es pura glucosa con un cannabinoide, la anandamida, que abraza al embrión. Pero todo en su justa medida. En el equilibrio está la supervivencia del embrión. La anandamida aumenta antes de la implantación y disminuye justo antes de que el embrión nade embelesado en un mar dulce. Si no ocurriera así, el exceso del cannabinoide impediría el alojamiento, situación que ocurre muchas veces y que produce un aborto espontáneo.

TERCERA FASE: LO TENEMOS TODO

Desde la implantación hasta el nacimiento estamos dentro del útero, donde se provee de todo lo necesario al embrión para el crecimiento. Ahí teníamos la seguridad de la comida, los sonidos eran repetidos y los conocíamos, y estábamos calientitos desarrollándonos a un ritmo del que ni nos preocupábamos. La relación de intercambio madre-hijo, que comenzó en la fecundación, se mantiene durante todo el embarazo gracias a la comunicación bioquímica, hormonal e inmunológica. Es una relación indispensable que tendrá un impacto importante en el desarrollo posterior del individuo y que deja una huella del contacto biológico producido y de los canales de comunicación que se establecieron durante la gestación. Cualquier impacto emocional en la madre tiene una traducción directa en el bebé, que se entera de todo lo que está pasando sencillamente porque a través de la placenta recibe todos los neurotransmisores u hormonas que posee su madre.

A PARTIR DEL NACIMIENTO: INCERTIDUMBRE

Todo ser humano tiene necesidad de contacto, afecto y de satisfacción de las necesidades primarias para poder vivir. El alimento no es lo único que nos une a la madre. Lamentablemente, se ha comprobado con niños de algunos orfanatos a los que sólo se les ofrece alimento, que no se desarrollan ni física ni psíquicamente; sin embargo, cuando hay alimento y contacto mediante una conexión humana, el niño sí lo hace.

Es vital que como seres "débiles", debido a que no estamos maduros al nacer, tengamos a alguien que haga de cerebro externo y pueda procurar cubrir todo lo que como neonatos no podemos. Eso lo hará la madre, el padre o un cuidador.

El bebé en el vientre tenía prácticamente todo. Al salir, las condiciones cambiaron de manera repentina, además, no siempre se tiene la fiabilidad de contar con el alimento justo, ni en cantidad ni en calidad, para cubrir las necesidades. A menudo tampoco podemos contar con el afecto y contacto para sentirnos seguros y tranquilos. A veces ante nuestro llanto, mamá o los cuidadores comprendían el mensaje y acertaban con su acción. Por ejemplo, lloramos por hambre y nos dan alimento, lo que da una respuesta fiable y nos lleva a asimilar que cuando pedimos, alguien satisface nuestra necesidad, por lo que está permitido pedir. Que el bebé encuentre respuesta significa que la figura de apego está presente, que entiende su petición y lo comprende, lo que lo lleva a sumar a su historia la seguridad y confianza tan necesarias para ser autónomo cuando sea adulto. Esto va a favorecer la exploración del mundo, teniendo la tranquilidad de que en otras relaciones encontrará lo mismo.

¿Qué pasa si lloramos por hambre a pesar de haber comido un poco antes, y si además estamos sucios, y sólo nos cambian pero nos dejan sin comer? Dos reacciones. Seguimos llorando hasta agotarnos y llega un momento en el que renunciamos a pedir; asumimos que a veces la respuesta a nuestras peticiones es correcta y otras no, por lo que no hay fiabilidad ni confianza en el otro. Otra posibilidad es que desconfiemos de la respuesta e incluso nos moleste que no nos entiendan. El resultado será la desconfianza o el enfado en las futuras relaciones.

¿Qué ocurrirá cuando el bebé está o se siente muy alejado de la figura soporte? Que experimentará ansiedad, vivirá una gran pérdida y realizará enormes esfuerzos para atraer a esta figura, además de sentimientos de rabia, desolación y abandono frente a su pérdida.

Vivir bajo estrés en etapas tan tempranas dará lugar a la construcción de circuitos cerebrales que grabarán cómo vivimos y reaccionamos ante las situaciones de tensión. Asimismo, es un aprendizaje que luego repetiremos en relaciones futuras.

Fue John Bowlby, psicoanalista inglés, quien a mediados del siglo pasado describió la teoría del apego, en la que expuso que los seres humanos, al igual que otros mamíferos, estamos diseñados como seres sociales, por lo que buscamos el contacto, el afecto y permanecer en un grupo. De adultos cooperaremos, pero la forma en que lo haremos dependerá de nuestros primeros aprendizajes, ya que contamos con programas cerebrales que determinan nuestras conductas. Si no fuera así, ¿cómo sabría un bebé que tiene que llorar, sonreír, mirar fijamente, succionar, tragar?

Bowlby llamó conducta de apego a aquellas acciones que le aseguran al bebé tener a la figura del cuidador cerca, más allá de que éste lo alimente o no. Es fundamental para la supervivencia de un bebé que aprenda a llorar, ya que al hacerlo se asegura de que con el reclamo obtendrá alguna respuesta. No tener contacto cuando se necesita seguridad o alimento, o bien, cuando se tiene hambre, es tremendamente peligroso para la vida de las personas, principalmente en una etapa de tanta fragilidad. De hecho, como veremos más adelante, tenemos muchos más mecanismos fisiológicos que nos invitan a comer y muy pocos que nos lleven a dejar de comer. Los bebés y niños necesitan esa conexión no sólo de alimento real, sino de alimento afectivo y efectivo para poder confiar en las personas, en los grupos, para crecer sanamente y poder reproducirse.

Mary Ainsworth, psicóloga americana, retomó la teoría del apego de Bowlby y clasificó este proceso temprano en tres categorías: apego seguro, apego inseguro ambivalente y apego inseguro evitativo. Otras corrientes agregaron el apego desorganizado. Las tres últimas categorías se hacen presentes cuando la madre, los padres o las figuras de cuidado no tienen resueltos sus propios traumas emocionales y, por tanto, cuando el niño se acerca a ellos o demanda su atención no tiene la seguridad de obtener una buena respuesta o se siente amenazado, percibe el miedo y el caos de la figura que se hace cargo de él.

No sólo los niños necesitan el contacto, la proximidad física y el afecto para construir una base emocional continua y segura, sino también los adultos, ya que en nuestras relaciones revivimos el aprendizaje que tuvimos en una etapa primaria. Con base en esto, consideramos la posibilidad de acercarnos tranquilamente a otras personas o de desconfiar de ellas; llegamos incluso a evitar todo contacto en función de cómo hemos vivido las emociones respecto a los encuentros con nuestra madre.

El apego, como otras conductas, está regulado por el sistema nervioso central, específicamente por nuestro cerebro social, que nos ha permitido establecer vínculos afectivos y sociales para formar parte del grupo al que pertenecemos y, dentro de ese grupo, conseguir la supervivencia.

Pongamos dos casos de ejemplo:

CASO 1. Los padres de Esteban dejan de lado sus propias preocupaciones para poder atender a su hijo en los momentos en que éste lo requiere. No significa que no tengan problemas o historias sin resolver del pasado, sino que saben alinearse en el momento presente para criar a su hijo de forma empática y con las atenciones más adecuadas. Por ejemplo, han olvidado la llamada perfección, porque se han dado cuenta de que ésta no existe. Se permiten estar presentes, jugar con su hijo, hablarle para que aprenda a expresarse y cuando se pone inquieto, pueden tomarlo en brazos y tranquilizarlo. Y si a pesar de estar en brazos sigue inquieto, se dan cuenta de la hora y de la necesidad de su hijo de comer, y expresan: "Parece que tienes hambre. Voy a prepararte tu comida". Cuando se la ofrecen, el niño come contento, se tranquiliza, confía en sus padres, y así, poco a poco, va apropiándose de un sentido de respuesta adecuada a sus necesidades.

CASO 2. Los padres de Fernanda tuvieron muchas dificultades para embarazarse; estaban muy inseguros respecto a qué decisión tomar; sentían miedo al fracaso, a no conseguirlo, a no hacerlo bien. Igualmente, al no haber tenido figuras de apego seguro, carecen de la habilidad para predecir lo que le ocurre al bebé. Cuando finalmente llega la tan ansiada niña a sus vidas, tienen tanto miedo a la pérdida que la sobreprotegen y le ofrecen mucho más de lo que ella necesita para crecer sanamente. La niña no entiende la respuesta de sus padres porque no corresponde a sus propias necesidades, ya que éstos se anticipan. El exceso, a veces, asusta a la niña, que ante la situación quiere quedarse en brazos porque se siente estresada. Debido a esto, desarrollará una fuerte ansiedad que se transformará en una búsqueda de independencia temprana junto con el control a los padres. Se convierten, en palabras de Jirina Prekop, en pequeños tiranos. Con frecuencia este tipo de niños se sentirán rechazados, ya que esta actitud la sostendrán en diferentes espacios como escolares, sociales, familiares o culturales.

Como hijos aprendimos a vincularnos con nuestros padres. Y como padres tenemos que aprender a vincularnos con nuestros hijos para ofrecerles una base segura. De lo contrario, la respuesta será ansiedad, inseguridad o ambivalencia, y esto se reproducirá en función de nuestro trabajo personal. Si no tuvimos esa buena base, es importante subsanarlo antes de tener a nuestros hijos. Lo anterior no significa que por haber tenido unos padres que no nos dieron confianza, no podamos sanar en tiempo presente. Siempre es un buen momento cuando se trata de estar mejor.

Unos son padres relajados y confiados, y otros son padres preocupados e inseguros que confunden sus propias necesidades con las de sus hijos.

HACER DE LA COMIDA UN JUEGO DE CONTROL

Sigmund Freud, padre del psicoanálisis, describió las fases del desarrollo psicosexual de las personas y encontró una fuerza vital que llamó libido, la cual motiva a la persona para conseguir los objetivos o para cumplir con los deseos, y frena otros impulsos para alejarnos de los peligros y conflictos. En síntesis, tenemos una forma de reaccionar que se va guardando en el inconsciente desde que somos muy pequeños y que determinará conductas futuras.

En la primera etapa, la oral, todo se conoce y se prueba a través de la boca. Va desde el nacimiento hasta los 18 meses o dos años. Alrededor de los seis meses, se inicia la alimentación que incorpora alimentos más sólidos en lugar de sólo leche, y el bebé para aprender juega y se pone la comida en la boca. Es una forma de aprendizaje y, dentro de un límite, es importante permitirle jugar. Luego irá dándose cuenta de que hay otros juguetes y que la comida le sirve para nutrirse.

En esta fase y en las que siguen, el bebé puede contar con personas seguras y tranquilas, o no. Si en la familia de los padres o cuidadores existió la angustia por falta de comida, enfermedad por desnutrición, carencias importantes o se sintió miedo, que el bebé coma o deje de hacerlo será motivo de un fuerte estrés. Si el niño se da cuenta de esto, empezará a tener poder sobre el padre y jugará con la comida. Por ejemplo, mantener cerrada la boca, no comer a la hora que toca hacerlo, pasar horas masticando sin tragar, hacer bolas de comida en la boca, entretenerse y distraerse con cualquier situación, etcétera.

Los padres y madres que quieren que sus hijos obedezcan pretenden imponerse con un "porque lo digo yo", "porque soy tu padre/madre", "porque tienes que respetarme", "si no comes, te morirás", etcétera, sin embargo, no suman bienestar a la relación, ni una comunicación sincera y no aportan estabilidad a la integración de la información cerebral. El infante ha tomado el control del otro a través de la comida, que es lo que más preocupa a los padres y a las madres.

AMOR Y AFECTO EN LA BASE DE NUESTRAS CONDUCTAS

El cariño, el afecto, el contacto y la nutrición son esenciales desde el instante mismo de la fecundación y a lo largo de nuestra vida. En un primer momento, estamos inmersos en una relación simbiótica de la que, poco a poco, comenzamos a desprendernos para adquirir autonomía y libertad. Aprender a explorar el mundo con figuras que nos dan seguridad ratificará la presencia de un explorador o una exploradora que tendrá la tranquilidad de ir al exterior únicamente al saber que éste es un espacio seguro.

En el opuesto, hay personas que no han conseguido estabilizar sus emociones y necesitan del otro o de ciertos productos para obtener tranquilidad. Son personas que, progresivamente, irán traspasando sus necesidades interiores hacia el exterior y que intentarán colmarlas con alcohol, drogas, dependencia emocional, trabajo, deporte, comida o cualquier paliativo que les permita disminuir la tensión. Podemos acceder a la comida de forma relativamente fácil para calmar rápidamente la ansiedad, sin embargo, es un objetivo inequívoco e ilusorio para controlar la vida.

Así pues, descubrimos que la relación que establecemos con el alimento y su traducción respecto a la relación nutrición-afecto viene programada en nosotros desde el inicio mismo de la vida. Aprendimos sobre el recibir y el soltar, sobre el pedir y el disfrutar, y sobre la seguridad o inseguridad ante una comida. Contar con el alimento acorde con nuestras necesidades supuso nuestra supervivencia, y quien careció de ello no pudo superar el gran reto de iniciar una vida.

Todo lo que atañe a la relación con el comer nos lleva hacia atrás en el tiempo y nos coloca frente a la mesa en la que tantas veces vivimos situaciones que quizás no nos gustaron o que fueron un inmenso placer. Tenemos guardado en el cuerpo el recuerdo de los buenos y malos momentos. Nuestras memorias del pasado se activan de forma inconsciente en el presente.

Algunas conclusiones a las que podemos llegar y que nos acompañarán a lo largo de estas páginas son:

1. En el inicio de la relación primaria del ser con su madre, en el seno del útero, el alimento es primordial, ya que sin éste el nuevo individuo no sobrevive.

2. La primera comunicación se realiza mediante la alimentación. Así, la nutrición permite el crecimiento de la célula que permanece en la trompa de seis a siete días hasta llegar a la pared del útero. No llegar a implantarse es igual a morir.

3. Las emociones juegan un papel importante; y éstas llegan al embrión o feto mediante el cordón umbilical, el cual funciona perfectamente cuando no hay estrés, pero, cuando éste existe, se presenta una disminución en la nutrición.

4. En el proceso de crianza hay que recordar que los padres son los que deben procurar el bienestar del infante para que se formen adultos autónomos con criterio, que se autorregulen y que puedan dar seguridad a sus propios hijos.

5. Hay que darle al niño la posibilidad de expresión, pero sin olvidar que quienes toman las decisiones son los adultos, para ello hay que poner límites y organizarse con otras personas.

6. Cada padre tiene a los mejores hijos y cada hijo tiene a los mejores padres, y ambos tienen que aprender juntos.

Ejercicio

1. ¿Qué recuerdos tienes de lo que comías en tu primera y segunda infancia?

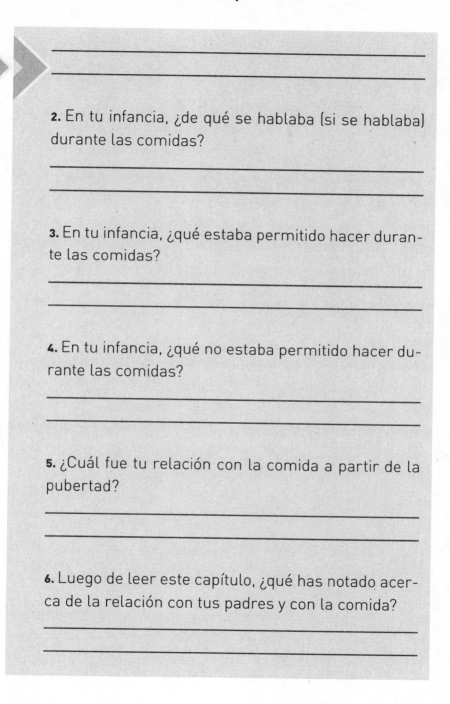

_____

_____

2. En tu infancia, ¿de qué se hablaba (si se hablaba) durante las comidas?

_____

_____

3. En tu infancia, ¿qué estaba permitido hacer durante las comidas?

_____

_____

4. En tu infancia, ¿qué no estaba permitido hacer durante las comidas?

_____

_____

5. ¿Cuál fue tu relación con la comida a partir de la pubertad?

_____

_____

6. Luego de leer este capítulo, ¿qué has notado acerca de la relación con tus padres y con la comida?

_____

_____

Neurobiología de la conducta alimentaria

Sin duda, comer es una de las principales actividades del ser humano y ésta estriba en la presencia de mecanismos del hambre y del placer. Gran parte de lo que un animal aprende está motivado por la búsqueda constante para obtener comida, ya que sin ella no podría sobrevivir. Incluso el diseño de herramientas primitivas permitió mejorar la caza o la manipulación de los alimentos, por lo que podemos decir que nos volvimos más creativos para satisfacer esta necesidad. La lucha por la supervivencia en la etapa como neandertales se basaba en encontrar alimento y un lugar seguro para resguardarse. No había formas de conservación, por lo que diariamente se tenía que caminar hasta encontrar con qué nutrirse, y con el correr de los días y recogiendo comida de aquí y allá esta tendía a ser equilibrada. La inanición era igual a muerte y era una amenaza diaria. Nuestro cerebro aprendió que comer poco o no comer era igual a peligro, y que comer en exceso permitía la vida porque se almacenaba para las épocas de escasez. Esto nos lleva a asegurar que la delgadez, para el cerebro, es equivalente a peligro, y que las formas redondeadas nos proporcionan recursos propios para sobrevivir. Por eso, la acumulación de grasa se produce por un mecanismo natural de supervivencia surgido hace millones de años. Durante este periodo, se vivieron escasez, hambrunas o épocas en las que no se podía salir a recolectar alimento, por lo que la acumulación de energía en forma de grasa era muy útil, ya que un adulto, por lo general, tiene reservas de glucógeno para uno o dos días máximo y una provisión de grasa de aproximadamente 100 000 calorías, lo que daría un margen de unos 50 días de supervivencia.

En nuestro pasado prehistórico comíamos raíces, frutos, vegetales y, de tanto en tanto, algún pequeño animal, pescado o huevos, incorporando así, de manera equilibrada, proteínas. El razonamiento biológico de nuestro organismo nos invita a comer para obtener una cantidad adecuada de carbohidratos, grasas, aminoácidos, vitaminas, sodio y otros minerales, además de agua. La búsqueda de un tipo de alimento está orientada por el propio metabolismo; por ejemplo, el bebé que lacta le informa a la madre cuáles son sus necesidades para que se le prepare la mejor y más satisfactoria leche materna.

¿QUÉ NOS PASA CON LA COMIDA?

No sé si ha habido algún momento en la historia de la humanidad como el actual en el que se haya dado tanta importancia a la alimentación y, al mismo tiempo, tan poca.

Vemos tanto control como descontrol por y para el alimento, así como una brecha amplísima entre sobrealimentados e infralimentados.

Hoy más que nunca se ven los opuestos. Unos comen cualquier cosa, mientras que otros reflexionan sobre cada gramo de lo que se van a comer. Unos ponen toneladas de comida basura en su cuerpo día tras día, y otros calculan las calorías y los beneficios de tal o cual alimento. A algunos no les importa ni la calidad ni la cantidad, entre tanto, otros se informan continuamente, leen libros o buscan tutoriales, como si la alimentación y la nutrición hubieran dejado de ser algo natural para convertirse en algo que requiere de estudios superiores.

¿Cuánto nos escuchamos en relación con la comida, con lo que comemos y con lo que necesitamos? Poco o, a veces, nada. Sin embargo, el mundo animal nos regala ejemplos de cómo hacer las cosas sin morir en el intento. Si un animal ha estado sobrealimentado, buscará una normalización de la ingesta; si tiene toxinas en su cuerpo se depurará con hierbas y si, por el contrario, ha estado infralimentado, regulará la ingesta reduciendo los mecanismos de saciedad, y todo eso sucede porque contamos con los mecanismos necesarios para mantener la homeostasis. El cuerpo siempre busca el equilibrio.

Pero ¿por qué algunas personas comen mucho y están delgadas, y otras no comen nada, se la pasan a dieta y engordan hasta cuando respiran? Está claro que tienen dos metabolismos completamente distintos y que quizás el origen de estas diferencias radique en la información genética y epigenética de nuestras células. Cuando la comida escasea (comparado con las dietas), la tendencia es no eliminar nada y ahorrarlo todo por si faltara en el futuro. Por ello, las dietas hipocalóricas (menos de 1 500 kcal) producen el efecto rebote. El metabolismo se vuelve lento, el cuerpo entiende que necesita poco para vivir y ahorra todo lo que ingresa. Cuando empezamos a normalizar la ingesta no se pueden gastar las calorías incorporadas y se engorda. Si nuestros antepasados pasaron hambre y en sus lugares de origen había poca comida, ¿qué metabolismo crees que tendrán sus descendientes? Hay metabolismos que necesitan ser eficientes y ahorrar. En cambio, otros pueden darse el lujo de derrochar.

 María tiene 45 años y presenta un sobrepeso de 10 kilos que no sabe cuándo comenzó a instalarse en su cuerpo. Siempre fue muy delgada, ya que comía muy poco. Al revisar por qué una niña pequeña come muy poco encuentra la sensación de falta y carencia que había en su casa, las discusiones por dinero entre sus padres y los días en que se iba a dormir con muy poco en la barriga. Conectó con el sentimiento de desamparo y con la decisión expresa de comer poco para que su familia pudiera comer algo. Es evidente que su cuerpo se acostumbró a una ingesta muy reducida y es lo que se llama metabolismo ahorrador. María con 40 años tiene un trabajo muy bien pagado, va a cenas con compañeros, se relaja y ya no mira continuamente su cuenta bancaria, porque confía en que cada mes recibe mucho más de lo que necesita y es ahí donde empieza a engordar. Su cuerpo no ha aprendido a metabolizar más rápido ni a soltar el estrés de la comida por mucho que en la actualidad ese estrés no esté presente.

LA PROGRAMACIÓN CEREBRAL Y CORPORAL

Considero que es fundamental comprender cómo funciona nuestro organismo para actuar en favor de la actividad que realiza y no en contra, como se ha hecho con la mayoría de las dietas y los métodos para adelgazar. Es ese desconocimiento lo que lleva al efecto rebote, a estar desnutridos y con hambre y a un sinfín de consecuencias. Habría que decir muy alto "no más dietas, ya que se ha reconocido la inutilidad de éstas, y sí ir a favor del cambio de hábitos". Por ejemplo, dejar el picoteo, aumentar el tiempo de ayuno reduciendo las horas de ingesta, beber más agua (mejor con limón), evitar comer más de cuatro veces al día, dedicar un tiempo diario al ejercicio y hacer una buena pregunta si no podemos dejar de comer.

¿Por qué comemos? Porque necesitamos mantener un peso constante, lo que significa una fuente de energía firme y duradera, ya sea para que nuestro cerebro trabaje o para que nuestro cuerpo se recupere e invierta en nuevos esfuerzos. Por eso, cuando las reservas energéticas bajan, sentimos hambre y buscamos comida, y cuando hemos comido nos sentimos saciados y dejamos de hacerlo.

Pero como a lo largo de nuestra vida en la Tierra han sido más los momentos en los que no hubo comida que aquellos en los que sí la hubo copiosamente, el cuerpo cuenta con más mecanismos que nos motivan a buscarla que con aquellos que nos provocan dejar de comer y que limitan la sobrealimentación. El recuerdo de haber pasado hambre es muy doloroso para nuestras células corporales y neuronas, por lo que pasar un corto tiempo sin comida nos sume en un estado de nerviosismo, incluso a algunas personas las pone de un humor terrible el sólo hecho de saltarse cinco minutos el horario de inicio de una ingesta al que están acostumbrados.

Más allá de la nutrición, comer es un mecanismo motivador de placer. Sentimos placer cuando comemos algo que nos gusta, nos emociona o nos conecta con buenos momentos de nuestro pasado, y eso queda grabado como bienestar, por lo que lo repetiremos tantas veces como podamos. A menudo, cuando queremos volver a un estado placentero de bienestar emocional, buscamos comida con el objetivo de acallar el malestar. Por este motivo, no siempre es necesario un estómago vacío para comer.

Recuerda que el cuerpo no quiere perder y necesita mantener reservas por si en algún momento llega a faltar alimento.

¿PARA QUÉ COMEMOS?

Todas las células del cuerpo necesitan combustible y oxígeno para mantenerse vivas. Para poder realizar las actividades fundamentales nos movemos por señales que provienen de conductas reflejas. Si siento sueño, me estiro para descansar y eso me permite recuperar fuerzas. Si siento sed, hay señales específicas que me lo indican y que estimulan la búsqueda de agua; y con el hambre no es diferente, sólo que los mecanismos para la ingesta son bastante complejos, ya que al comer necesitamos incorporar, asimilar, almacenar, distribuir la cantidad adecuada y pertinente de hidratos de carbono, proteínas, grasas, aminoácidos, vitaminas, minerales y sodio, y eliminar todo aquello a lo que ya no le podemos sacar más provecho. Existen variables que harán que busquemos el alimento, lo ingiramos y lo metabolicemos para que pueda convertirse en energía o combustible para el movimiento y para los elementos adecuados en la reconstrucción del cuerpo.

El sistema digestivo, en sintonía con el sistema nervioso, tiene la capacidad de realizar todas las funciones que permiten almacenar alimento y para estar disponible en forma de combustible. Varias veces a lo largo del día el tubo digestivo está vacío, sin embargo, nuestro cuerpo cuenta con lo necesario gracias al doble sistema de reservas de nutrientes, uno a corto plazo y otro de uso más tardío. El primero lo conforman los hidratos de carbono; y el segundo las grasas. Los hidratos de carbono nos dan la energía indispensable para los procesos fisiológicos diarios; mientras que las grasas nos mantienen vivos durante periodos de ayuno en los que la ingesta es muy reducida o es nula. Hay que recordar que un ayuno obligado por escasez de comida puede sumirnos en un angustioso estrés. Cuando no hay más reservas, serán las proteínas de los músculos las que se descompongan para que el organismo las use, excepto por el sistema nervioso, que sólo puede ser alimentado con glucosa. Por tanto, el sobrepeso y la obesidad están más relacionados con las reservas a largo plazo, es decir, las que no se consumen con la ingesta y el gasto diario.

Cuando comemos, el alimento llega al estómago ya mezclado con algunas enzimas, y éste realiza un trabajo de molienda para transformarlo en trozos más pequeños o moléculas, que serán más digeribles y asimilables cuando arriben al intestino delgado. Por este tubo, compuesto por millones de vellosidades, pasan a la sangre los nutrientes, y de esta manera llegan al hígado. Una vez que la glucosa se transforma en glucógeno, la central de reservas de los carbohidratos se traslada al hígado y a los músculos. En el hígado se almacena, gracias al estímulo de una hormona pancreática, la insulina; cuando se detecta en la sangre una baja de glucosa, el páncreas secreta otra hormona, el glucagón, que solicita la liberación de glucosa por parte del hígado para que esté disponible como combustible. Luego de que el intestino delgado ha absorbido la comida ingresada, el nivel de glucosa en la sangre comienza a descender, y si ha pasado un tiempo considerable podemos sentir hambre, cansancio, dolor la cabeza, es decir, nos viene un bajón y se pone en marcha el mecanismo pancreático de las células alfa, encargadas de secretar glucagón, tal cual lo harían si estuviéramos realizando una fuerte actividad física que requiriera de mucha energía. Es un suave equilibrio entre lo que hay y lo que está almacenado. Si no hay más energía interna, se tendrá que proveer al organismo desde el exterior.

Las hormonas pancreáticas juegan un papel primordial en la gestión de las reservas energéticas y en el aumento de peso, por lo cual es importante conocer cómo funciona el sistema. Cuando comemos, principalmente carbohidratos y grandes cantidades de proteínas, aumentan los niveles de glucosa en la sangre, ya que se habrán convertido en azúcar. Esto dispara las células beta del páncreas que liberan insulina, la hormona encargada de recabar el azúcar en la sangre, abrir la célula y depositarlo en su interior en forma de energía. Llevará el azúcar a los músculos y estimulará la captación por parte del hígado. Cada vez que ingieres una galleta, un trozo de pan, una dona, un sándwich, un refresco, un caramelo o algo que contenga carbohidratos, secretas insulina. Una vez que la glucosa está en la célula, entra en un orgánulo llamado mitocondria, que es una estructura de doble pared y una matriz que se encarga de llevar a cabo el ciclo de Krebs, esto es, la transformación de la glucosa en adenosín trifosfato (ATP) para generar energía. La insulina, además, transforma la glucosa residual en grasa y la acumula como primera reserva en el abdomen o en el resto del cuerpo. La otra hormona pancreática o glucagón hace de vigilante para que no falte glucosa en la sangre y, en cuanto detecta un bajón de azúcar, se encarga de pedirle al hígado que libere reservas para que se estabilice el cuerpo.

El hígado cuenta con una reserva de aproximadamente 300 calorías de glucógeno y tiene un órgano predilecto para que la emplee. Se trata del sistema nervioso central, específicamente el cerebro. Este órgano sólo puede alimentarse de glucosa, motivo por el cual la necesita en abundancia durante todo el día. Incluso no detiene su consumo durante la noche, y si dependiéramos únicamente de la ingesta, nos tendríamos que levantar a comer a medianoche para no desfallecer. Por eso, el hígado es quien se responsabiliza de esta tarea y lo va alimentando sin detenerse, pero podría ocurrir que si no disponemos de alimento, nos quedemos sin esa reserva tan importante. Existe un mecanismo natural: usar las reservas a largo plazo ubicadas en el tejido adiposo que se encuentra debajo de la piel (subcutáneo) o en el abdomen y que está compuesto por triglicéridos.

La unidad celular del tejido adiposo es el adipocito con la capacidad de absorber los nutrientes de la sangre para transformarlos en triglicéridos, para luego mantenerlos en reserva hasta que se tengan que usar. Para poder acopiarlos, el adipocito tiene una gran capacidad de dilatación, es decir, son células que "engordan". La principal diferencia entre una persona obesa y una con normopeso es el tamaño y la acumulación en sus adipocitos. Al hablar sobre obesidad, es importante no tener en cuenta únicamente el IMC, ya que tiene sus limitaciones.

Ahora nos queda saber cómo se alimenta el resto del cuerpo, pues ya sabemos que el cerebro se alimenta de glucosa. El organismo se puede alimentar de glucosa o con la transformación de las grasas. Lo hace mediante la transformación de triglicéridos, reacción que provoca el sistema nervioso simpático al activar el tejido adiposo. También estimula a la médula suprarrenal para que secrete catecolaminas y al páncreas para que expulse glucagón, descomponiéndolos en ácidos grasos y glicerol, los cuales se metabolizan en el hígado como glucosa o alimentan al resto del cuerpo, una vez más ayudados por la insulina, la cual tiene la llave para abrir las células y darles alimento.

Pero surge una duda cuando nos preguntamos ¿qué determina que comamos?, ¿el hambre?, ¿el cerebro?, ¿el estómago?, ¿los mensajeros como hormonas y neurotransmisores que dan aviso de lo que pasa en nuestro cuerpo? Y ¿qué pasa con las reservas cuando se agotan? Todo depende de si sabemos que contamos con comida suficiente o no disponemos de ésta.

Si se dispone de alimentos, los buscaremos cuando sintamos hambre, momento en que el estómago e intestino alto están vacíos y envían el mensaje al cerebro de que hay que comer. Por lo general, no solemos pasar hambre y aún menos dejamos pasar varias comidas, por ello la reserva de nutrientes no se ha agotado cuando ya tenemos ganas de alimentarnos otra vez. El aviso parte de una hormona secretada por el estómago, la grelina, que estimula la somatotropina u hormona del crecimiento. Esta hormona también la pueden secretar algunas neuronas, aunque en menor proporción. Cuanta menos comida tenga el cuerpo, más grelina tendrá la sangre; y cuando el estómago esté lleno, los antagonistas de los receptores de grelina inhibirán la incorporación de alimento. Durante la digestión, este péptido da el pistoletazo de salida a la señal del hambre, para que se inicie la conducta de la ingesta, y en el cerebro busca aliados donde considera que obtendrá el mejor resultado. Asimismo, estimula las neuronas del área tegmental ventral, específicamente el núcleo accumbens, que tienen la misión de secretar dopamina, lo cual se relaciona con el placer, el regocijo y las ganas de disfrutar.

Otro estímulo importante es la hipoglucemia (poca cantidad de glucosa en la sangre). En todo caso, tendremos ganas de comer, aunque dispongamos de reservas suficientes y es ahí donde empieza el picoteo, el atracón o sentarse a comer y no parar. No comemos para nutrirnos, sino para satisfacer otras necesidades como darse un gustazo, sentir placer, relajarse un momento, sacudirse el estrés, olvidar un mal momento o llenar vacíos emocionales. Por esto, se piensa que es el cerebro el que te invita a sentarte en una mesa para disfrutar, con tus cinco sentidos, el plato que tengas delante. Sin embargo, esto nada tiene que ver con la necesidad real de tu cerebro o de tus células corporales. Parece ser que debido a la disponibilidad de cantidades ingentes de comida, nos hemos alejado de una alimentación sana y equilibrada en función de necesidades biológicas, y hemos pasado a una alimentación en función de las exigencias emocionales.

Pero no todo es glotonería. Si hay falta de glucosa o de reservas, habrá dos sistemas para detectar el problema. Uno está en el cerebro, en la barrera hematoencefálica que se pone en alerta ante la glucoprivación; y el otro en el hígado, que como ofrece nutrientes a todo el organismo aparte del cerebro, entra en acción ante las gluco y lipoprivación. El sistema nervioso vago es el encargado de comunicar al hígado con el cerebro, y el que le avisa que debe comer. Estudios en los que se secciona dicho nervio lo demuestran. Debe recordarse que lo importante, además de prioritario, es que nuestro sistema nervioso esté bien alimentado.

Si, por el contrario, no contáramos con comida suficiente o nos hubiéramos saltado varias ingestas para cubrir las necesidades de glucosa del cerebro y de los triglicéridos del cuerpo, usaríamos las reservas a largo plazo. Sí, el tejido adiposo o grasa. Además, la hipoglucemia sería, una vez más, una potente señal para comer. Esto suele ocurrir cuando con mucha hambre cerebral y corporal te dedicas a acabar con la barra de chocolate, un bote de helado, unas pizzas o algunas hamburguesas que van a parar directamente a la zona abdominal.

¿Cuándo paramos? Ya sabemos que el cerebro detecta el peligro ante la falta de comida, pero no ante el exceso, por este motivo hay más mecanismos para invitarnos a comer que para detenernos, sin embargo, existe un poco de control para frenar la ingesta cuando estamos satisfechos, y esa información la mandamos a través de los sentidos, de la sensación de plenitud, del contenido nutritivo del estómago o del intestino delgado, que liberan grelina, y también del nivel de glucosa en el hígado, información que llega al cerebro. A largo plazo, el aviso de saciedad también llega de la mano de una hormona que paradójicamente se encuentra en el tejido adiposo, la leptina, que se encarga, tímidamente, de avisarnos que tenemos que dejar de comer.

Para colaborar con este proceso, en el duodeno tenemos, justo a la salida del estómago, una hormona peptídica, la colecistoquinina (CCK), cuya función consiste en estimular las vías biliares para que secreten bilis y ayuden a digerir las grasas al descomponerlas en pequeñas partículas. Cuanto más grasa ingerimos (real o figurada), más secreción de CCK, que no sólo permite la degradación de éstas, sino que también estimula la contracción del píloro o puerta de salida del estómago, impidiendo que el contenido

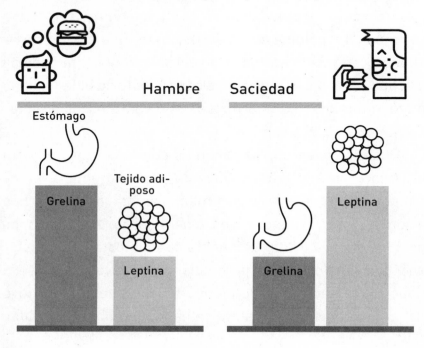

avance. Más grasa es igual a mayor lentitud en la digestión y sensación de que aún hay comida en estómago y que no hay que ingresar más.

Otra hormona peptídica, llamada PYY, se localiza en el tubo digestivo y su liberación se produce a partir del contenido calórico consumido.

CUANDO EL CONTROL CENTRAL SE PONE EN MARCHA

Todo lo que circula por el cuerpo a través de la sangre llega al sistema nervioso, pero como éste posee una barrera denominada hematoencefálica para evitar la entrada de cualquier elemento dañino al tejido neural, asimismo, cuenta con receptores y detectores que viajan por vías nerviosas. Es un control de entrada muy sofisticado.

Cada ser vivo, desde la primera bacteria hasta los humanos, debe comer para sobrevivir, por lo que el control de la ingesta está en la parte más primigenia del sistema nervioso, el tronco cerebral. Ahí se encuentran los núcleos que permiten deglutir, respirar y comer al mismo tiempo, así como comer y no dormirnos (sustancia o formación reticular). Esta región es la que recibe el aviso de todo lo que ocurre en la boca, garganta y abdomen, mediante las fibras del nervio vago, y desde ahí envía información al resto del encéfalo.

El director central es el hipotálamo; las neuronas de los núcleos laterales están implicadas en diversos procesos, como la modulación del hambre y de la saciedad mediante la secreción de la orexina inductora del apetito y reguladora del sueño y de la HCM (hormona controladora de la melanina). Las orexinas, además, se relacionan con las zonas del cerebro donde se libera dopamina, también llamada hormona de la felicidad. Esto explica que comamos por puro placer o para bajar el nivel de estrés ante la falta de alimento y el exceso de problemas. Las orexinas regulan el sueño, por lo que cuando dormimos poco o nos desvelamos, nos levantaremos de peor humor (menos felicidad) y con más hambre. Dormir bien, descansar y permitir que el cuerpo se recupere son las recomendaciones para mantener un normopeso. El malhumor también es un aliado de la comida. Cuando el cerebro percibe pelea, guerra o malestar, piensa que necesitará glucosa para luchar. Cuanto más peleamos con el exterior o con nosotros mismos, mayores ganas tendremos de comer porque necesitamos una reserva segura de energía. Relajarse, tener paz interior y dejar de pelear con el mundo es otra forma de mantenernos en un peso ideal.

Las vías nerviosas del hipotálamo van a lugares del cerebro que participan en la motivación, el placer, el metabolismo, el movimiento y, sin duda, en la felicidad, pero también reciben información en sus receptores, por ejemplo, la leptina le avisa que detenga la ingesta.

A esto se le suma que recordamos las buenas y ricas comidas ingeridas desde la infancia. Un ejemplo lo tenemos en el cine, con la película *Ratatouille* (2007), en la escena en la que el crítico culinario prueba ese plato de su infancia y se reactivan los recuerdos sensoriales de su niñez, cuando estaba junto a su madre en la cocina de su casa. Es lo que se conoce como la magdalena de Proust, donde una percepción evoca un recuerdo. Sentir un olor y viajar a un tiempo pasado en el que la felicidad nos inundaba, sólo porque asociamos la comida con seguridad y felicidad. Los sentidos se han convertido en auténticos indicadores de nuestro mundo emocional, y la información está guardada en una parte del sistema límbico, justo en el hipocampo.

Al respecto, el doctor Eduardo Calixto apoya la teoría del cerebro goloso y en su libro *Un clavado a tu cerebro* plantea que los "antojos se inician en el cerebro". Sin duda alguna, los caprichos están relacionados con nuestro descontrol sobre la nutrición y tienen un origen en el sistema nervioso: al saborear con nuestros sentidos y pensar con nuestra corteza cerebral las delicias de una rica y ficticia comida. Imagina un limón o el postre que más desees y observa cómo secretan tus glándulas salivales. Hasta los recuerdos guardados en el hipocampo nos mueven a repetir, aunque realmente no tengamos hambre. El hipotálamo, que regula el hambre y la saciedad, a veces se decanta por el placer de revivir las texturas, los sabores y olores, y no pone freno. Ante alimentos placenteros, la amígdala cerebral activa la emoción y los núcleos accumbens liberan más dopamina y serotonina, por lo que hay mayor placer y felicidad al comer. Entre más dulces y grasas comemos, mayor es la cantidad de dopamina que se libera, lo que termina siendo un factor de adicción y aumento de peso. Comer produce tranquilidad, sin olvidar que gran parte de nuestro pasado o el de nuestros ancestros fue vivido con escasez de comida. Frente a esa tranquilidad, las neuronas expulsan endorfinas y éstas nos proporcionan bienestar y alegría. Lo anterior podría dar lugar a que en momentos de conflicto o en los que sufrimos, nos lancemos hacia la comida para recuperar la "falsa" señal de bienestar y sin ponerle freno. Estas sensaciones se mantienen hasta que aparece la culpa por haber comido cuando no tocaba y comienza un proceso de falta de entendimiento con nosotros mismos, que a veces lleva al castigo o autocastigo.

Está claro que la alimentación es un proceso complejo en el que el cuerpo y la mente tienen que dialogar sanamente. A menudo la ingesta no se produce por necesidad fisiológica de alimento, sino por miedo de dolores emocionales, vacíos, tensiones y estrés. No obstante, todo esto puede quedar atrás al comprendernos y comprender los problemas que debemos superar para mejorar nuestra nutrición.

Ejercicio

1. Describe tres eventos estresantes en los que pusiste en marcha tu cerebro caprichoso.

a. _____

_____

b. _____

_____

c. _____

_____

2. Recuerda algún evento en el que no hayas podido ponerle freno a tu ingesta de comida o bebida, ¿qué proceso emocional atravesabas?

_____

_____

3. ¿Comer te ha ayudado a superar algún evento doloroso?

_____

_____

El cuerpo refleja
las emociones atascadas
~~~~~~~~~~~~~

Cada persona tiene sus más profundas razones para hacer lo que hace en la vida, y como el presente libro aborda la relación de éstas con la alimentación, podemos decir que "cada individuo tiene las más profundas razones para comer lo que come".

Lo que comemos, cómo lo comemos, en los momentos en los que lo hacemos y la forma de nuestro cuerpo, resultado de esa alimentación o de la actividad física que realicemos, tienen una razón inconsciente que prevalece más allá de nuestra voluntad.

LA BOCA TRAGA LO QUE EL ALMA SUFRE

 Miriam tiene obesidad mórbida desde los 27 años. Atravesó por etapas de sobrepeso fluctuante desde su infancia, hasta instalarse en el invariable peso en el que se encuentra: 110 kilos con 1.60 m de estatura. Es lo que comúnmente se conoce como tender a "ser gordita" en un principio, que después se ha transformado en obesidad.

Su debilidad siempre han sido las harinas y los dulces, los cuales come en gran cantidad y mezclados con bebidas gaseosas, incluso después de hacer las comidas principales. No hay nada que le sacie y no tiene voluntad alguna para dejar de comer, ya que la mayor parte de los días los pasa entre desánimo, tristeza, miedo o envuelta en una mente bulliciosa, que idea sin freno tragedias donde no las hay. Nada de lo que ha intentado para bajar de peso ha dado resultado: dietas, pastillas, *bypass* gástrico, cremas, infusiones, laxantes, lecturas, tratamientos. Ha hecho de todo, pero la voluntad y motivación para regular su alimentación están fuera de su control. Su mundo emocional la atrapa y prevalece sobre su sana intención de mejora.

Algunas situaciones provocan sentimientos y emociones que nos pueden conducir a comer sin hambre física y que, a la larga, serán las que condicionarán que acumulemos más grasa. A esto le llamaremos hambre emocional. Los

Generadores de cortisol (estrés)

- Niveles de glucosa muy bajos
- Estrés emocional
- Exceso de actividad física
- Falta de sueño
- Frío Excesivo

Consecuencias del cortisol alto

- ↑ Resistencia a la insulina
- ↑ Grasa abdominal
- ↑ Retención de líquidos
- ↑ Alergias y enfermedades inmunológicas
- ↑ Osteoporosis
- ↓ Defensas
- ↓ Masa muscular
- ↓ Neuronas del hipotálamo

ambientes generadores de miedo, ansiedad o estrés hacen que aumente el cortisol en la sangre, lo que suele provocar acumulación de grasa abdominal, principalmente la relacionada con el sobrepeso, ésa que es la menos óptima por las consecuencias que puede conllevar.

Solemos mantenernos un poco dormidos frente a lo que nos ocurre internamente, incluso me atrevo a decir que desconocemos lo que sentimos o nos confundimos al describir lo que nos sucede. Por ejemplo, es fácil creer que tenemos hambre cuando estamos cansados, enojados, frustrados o tristes; o decimos que algo nos hace sentir enfado cuando realmente nos entristece.

Pilar aumentó de peso cuando su marido enfermó. Fueron ocho meses de visitas constantes al médico, ingresos y egresos hospitalarios, traslados a la ciudad para pruebas complementarias y un sinfín de cambios de rutina, que ella sospecha son la causa de sus kilos de más. No comía regularmente y aprovechaba los ratitos para calmarse con comida rápida, dulces o pan. Pilar sintió mucho miedo por la salud de su esposo, pero nunca pudo expresarlo. Le fue más fácil enfadarse con él o con sus hijos, gritar, arrepentirse, culparse, comer para tranquilizarse, y seguir haciendo lo mismo.

Al respecto, le pedí a Pilar que expresara, en voz alta, lo que hizo y lo que realmente sintió durante el proceso. Esta frase catártica le permitió soltar una gran tristeza y miedo atrapados en forma de grasa: "Cuando gritaba, porque había desorden o no comía sano, en realidad yo sentía miedo y una angustia enorme, que me producía un vacío terrible. Tuve mucho miedo de que murieras y ahora sé lo importante que es hablar desde lo que se siente y no desde lo que uno cree que nos está pasando".

A veces somos reacios a hablar de nuestras inquietudes y sentimientos y cuando nos preguntan cómo estamos respondemos con un "claro, bien". A secas. Bien, pero bien no describe nada ni explica emociones. Nos anestesiamos emocionalmente de muchas maneras, por ejemplo, hablando de temas sin importancia, con exceso de trabajo, salidas con más gente, alcohol, drogas, pastillas, abuso de ejercicio, hundiendo la cabeza en las pantallas mientras que el cuerpo se sumerge dentro del sofá o comiendo hasta atiborrarnos. A menudo hay tensiones internas que hacen que te levantes de la cama, de tu sillón preferido o de la silla del escritorio para comer o beber lo primero que encuentras. Es una búsqueda de cambio de estado, pero ¿te has preguntado qué es lo que deseas modificar? Si consiguieras detenerte a mitad de camino y te hicieras esta pregunta, estoy segura de que vivirías con un peso normal, además de que te comprenderías y tendrías más sabiduría acerca de ti y de tus propios procesos.

Podríamos preguntarnos acerca de algo que se supone es totalmente natural, como la ingesta que tenemos que realizar varias veces al día, todos los días y que ha sido el motivo del desarrollo de la inteligencia humana: ¿por qué se ha transformado en un punto de controversia en nuestras vidas que, además, nos impide aplicar el sentido común?

¿Cómo comemos? Tal como lo aprendimos en casa y en función de los condicionantes alrededor del alimento. Por ejemplo, dar dulces a un niño para conseguir que haga algo, tapar con helados o chucherías el llanto, darle un biberón cuando tiene sueño para que duerma antes. Son acciones inadecuadas en relación con lo que se siente. Una respuesta errónea a las necesidades de la infancia puede hacer que un adulto coma o beba para olvidar o cubrir situaciones desagradables.

La relación natural con la comida se inició en la etapa del embarazo, le siguió la primera infancia y, a partir de la juventud, repetimos lo que vivimos. En la infancia, muchas comidas las hacemos porque toca, porque es la hora y nadie discute si hay hambre o no. Hay que comer porque nos han llamado a la mesa. El ambiente que giraba alrededor de ésta, igual que el olor de las comidas, se palpaba, se olía, se veía y se degustaba, tuviera el tono que tuviera. En algunos hogares, la comida se asocia a obligación, enfado, momento de pasar cuentas, discusiones, recriminaciones, silencio; mientras que en otros se asocia a risas, chistes, bromas, distensión, poder comentar lo vivido durante el día y especialmente a la posibilidad de expresarse emocionalmente. En nuestra cabeza existe una asociación entre comida, familia y estado emocional. ¿Cuál fue tu estado emocional en la infancia? ¿La comida se usó como calmante emocional? ¿Qué emociones recuerdas de los momentos de comidas en familia?

Como adultos, cuando somos nosotros los que nos preparamos la comida, pensamos lo que vamos a comer, comemos y sentimos, pero también podría ser que sentimos algo que no nos gusta del alma, que no pensemos ni reflexionemos y comamos para tapar nuestros dolores, anular emociones o sentimientos o acallar pensamientos. ¿Te has preguntado cuántas veces comes para nutrirte y cuántas por otras causas?

En general, hay montones de sentimientos que pueden atraparte y llevarte a comer por comer, y quizás un segundo antes de llegar a ponerte algo en la boca, podrías preguntarte: ¿qué es lo que estoy intentando acallar? Cuando no comemos para nutrirnos, lo hacemos por hambre emocional, específicamente, para satisfacer otras necesidades como aburrimiento, cansancio, situaciones que nos sobrepasan, soledad, preocupaciones, responsabilidades, nerviosismo, pena o tristeza, enfados, para huir de frustraciones, consolarnos, tapar miedos, rabia, enojo, enfrentar personas con las que nos sentimos débiles, castigarnos o premiarnos, o por un vacío doloroso. Son sólo algunos de los tantísimos motivos, aunque debajo de ellos puede haber algo mucho más profundo como el rechazo, el abandono, la soledad, la desprotección, la inseguridad, el peligro de un ataque inminente o el miedo a la carencia más absoluta. Puedes cuestionarte ¿por qué razones como cuando no me toca comer?

También podría ser que, como afirma el equipo del doctor De Castro, se come más cuando la comida está sabrosa, las raciones sean grandes, se esté compartiendo una comida prolongada o cuando se pasa hambre durante el día y se come de noche. Comer con hambre, por ejemplo, es entrar en una espiral de angustia, ansiedad, tristeza, miedo a la carencia, y todo eso se reduce a estrés, lo que finalmente hará que se ingiera de más y se coma compulsivamente cuando se ha perdido el control. Un cerebro estresado ingiere para luchar. Pero ¿cuáles serán las causas biológicas que llevan a comer más, por ejemplo, cuando las raciones son más grandes? Tal vez les pasó alguna vez que en casa les dijeran que no se tira la comida, porque otros se mueren de hambre, incluso en el imaginario familiar se contaba que algún pariente había muerto de hambre o enfermó por estar malnutrido. Quizás nuestro cerebro ha registrado que tirar comida es igual a hambre y que, aunque el plato contenga el doble o triple de las calorías necesarias, el peligro sigue existiendo. Sin duda alguna, hay un vínculo entre estado de ánimo y alimentación, incluso entre el tipo de alimento que se escoge, y esto afecta el estado de ánimo. O sea, es un viaje de ida y vuelta. La comida afecta a cada persona en particular, por ello, te invito a ver y escribir cuáles pueden ser esas razones profundas que desembocan en sobrepeso por hambre emocional. No sólo es una cuestión de sumar y restar calorías, sino de observar la matemática conflictual, o sea sumar emociones no liberadas y restarle el vaciado sano y natural que hemos podido dejar ir. Soltar lo que no sirve para dejar entrar lo que realmente nos es útil.

CUANDO LOS CONFLICTOS BIOLÓGICOS NOS SORPRENDEN

El sobrepeso y la obesidad se definen como una acumulación anormal o excesiva de grasa que puede ser perjudicial para la salud. El aumento de peso también puede deberse a la retención de líquidos.

Para la alopatía, la causa fundamental del sobrepeso y la obesidad se debe a un desequilibrio energético entre las calorías consumidas y las gastadas. Actualmente, los cambios en las costumbres son condicionantes:

1. Aumento en la ingesta de alimentos hipercalóricos que son ricos en grasa, sal y azúcares, pero carentes en vitaminas, minerales y otros micronutrientes.
2. Descenso en la actividad física como resultado de la naturaleza cada vez más sedentaria de diversas formas de trabajo, de los nuevos modos de desplazamiento y de una creciente urbanización.
3. Vivir de manera rápida o ir rápido por la vida, lo que impide los momentos de reflexión, autoconocimiento y conciencia de lo que experimentamos.
4. Consumo de comidas preparadas, precocinadas, de baja calidad.

Las condiciones anteriores se han visto muy alteradas en el último siglo. Se ha suprimido el esfuerzo para realizar cualquier operación o actividad diaria, reduciéndose el gasto energético al tiempo que el cuerpo va limitándose más y más en su movimiento. Otra condición es la disponibilidad de comida, especialmente de carbohidratos, lo que hace que incorporemos más de la cuenta y no gastemos las reservas de grasas. Debemos tener en cuenta que el cuerpo sólo tiene una manera de hacer reservas y es acumulando en forma de grasa, pero no de carbohidratos, y que la combustión de una molécula de glucosa o de una proteína produce cuatro calorías, mientras que quemar una molécula de lípido genera nueve calorías.

Molécula	Energía
1 carbohidrato	4 calorías
1 proteína	4 calorías
1 lípido	9 calorías

Desde el punto de vista alopático, la manera de bajar de peso es reduciendo la ingesta, contando calorías, pasando hambre con dietas restrictivas y haciendo mucho ejercicio. Es lo tradicional, aunque se ha visto que no da ningún resultado, ya que colocar al cuerpo en modo "prohibición de consumo" sólo hace que nos pongamos en alerta ante la carencia o falta, sintamos malestar (dolor de cabeza, debilidad), lo que conlleva que no podamos sostener la dieta. Sumado a esto, se deja de hacer el esfuerzo y se recupera el peso o se supera por efecto rebote.

Otro punto contemplado por la medicina alopática son las causas genéticas del sobrepeso, que a pesar de estar presentes en las células no siempre se expresan.

Incluso en una misma familia, algunos lo manifiestan mientras que otros no. Esto se explica mediante la epigenética, rama de la genética que estudia los factores ambientales y que explica que los genes sólo se expresarán en función del medioambiente, y en el caso del sobrepeso pueden constituirlo nuestra educación alimentaria, la actividad física de la familia y el tipo de alimentos que se consumen.

Por su parte, la Descodificación Biológica observa que antes del síntoma, llamado sobrepeso u obesidad, la persona ha vivido una o más experiencias dolorosas que le han producido estrés y que han desembocado en varias circunstancias, como son la acumulación de grasa en el cuerpo, un cambio de conducta alimentaria y de comportamiento en relación con la actividad física, y una mirada anómala sobre nuestro cuerpo o imagen. No obstante, en el problema está el recurso. Tenemos que ser muy perspicaces para localizar el dolor que hay detrás de la historia o, lo que es lo mismo, hay que encontrar el conflicto que dio lugar al síntoma.

También entendemos que el sobrepeso es una solución, inconsciente, frente a una amenaza real o imaginaria. Los kilos de más nos muestran la cantidad de miedo y emociones acumuladas que guarda nuestro cuerpo en forma de grasas y, principalmente, la manera en que tenemos que gestionarnos ante los problemas que nos provocan esas vivencias. La suma de esto da una sintomatología multicausal y autoprogramante, que debe revisarse si queremos volver a sentirnos cómodos con nuestra manera de estar en la vida y con el cuerpo que tenemos aquí y ahora.

Al respecto, hay que recordar la cadena del estrés y la activación del cortisol. El miedo o cualquier situación que genere estrés es un estimulador de acumulación de grasa abdominal, de cambios metabólicos y de desajustes hormonales.

Descodificar es descargar la tensión vivida y es importante revisar cada conflicto por separado. Por ejemplo, alguien puede tener miedo o tensión porque se ha sentido agredido, y otra persona, ante la misma experiencia, podría percibirse apartado o abandonado. Aunque el evento es el mismo, la manera de vivir los acontecimientos es personal y particular.

EL SENTIDO DEL ÓRGANO ENFERMO

Una vez que aparece el sobrepeso y para entender lo que ha vivido la persona es necesario saber cuál es el órgano afectado y su función. El esófago traga y transporta hasta el estómago los alimentos, y éste se encarga de molerlos. Son dos órganos distintos, con funciones y conflictos diferentes en los que cambia la manera de vivir la experiencia estresante. En suma, el esófago estará activo ante lo intragable y el estómago lo hará cuando las cosas son inaceptables y no se puede transformar lo vivido en algo ventajoso.

La lectura, en forma de pregunta, de los subconflictos del sobrepeso por la grasa, te ayudará a encontrar aquellas situaciones que desencadenaron el síntoma. Por ejemplo: ¿Has vivido una situación de agresión en la que necesitaste protegerte y escapar de insultos o humillaciones?

Opciones conflictuales del sobrepeso

- Conflicto de desvalorización, de no ser capaz, de no poder contar con la fuerza para hacer algo (grasa).
- Conflicto de debilidad o de impotencia con la exigencia de ser fuerte (grasa).
- Conflicto de agresión con necesidad de protección mecánica (hacerse una coraza / grasa).
- Conflicto de desprecio y agresión ante la mirada del otro (vergüenza / grasa).
- Conflicto de humillación con necesidad de protección (grasa).
- Conflicto por falta de afecto con necesidad de mayor contacto (grasa).
- Conflicto de frialdad con necesidad de protección térmica (grasa).
- Conflicto de fealdad por una parte del cuerpo con necesidad de ocultarla bajo la grasa (grasa).
- Conflicto de incorrección estética con necesidad de ocultar el defecto (grasa).
- Conflicto por no ser más eficaz con necesidad de sostener, por ejemplo, a la familia (tiroides).
- Conflicto por fuerte estrés con necesidad de encontrar una salida, tomar una decisión o esconderse (glándula suprarrenal).

- Conflicto de lucha y resistencia con necesidad de poder enfrentarse (páncreas endocrino).
- Conflicto de hacer frente al otro o a las experiencias de la vida (páncreas endocrino).
- Conflicto por hambre o carencia con necesidad de almacenar (hígado).
- Conflicto de previsión de maternidad con necesidad de contar con los recursos para un posible embarazo y lactancia (ovarios).
- Conflicto por ausencia con necesidad de recordar al otro o a un bebé abortado de manera espontánea o provocada (grasa).
- Conflicto de conquista con necesidad de seducción (ovarios/grasa).
- Conflicto de virilidad con necesidad de conquistar (testículos/grasa).

Como puedes apreciar, el origen conflictual del sobrepeso por grasa nos lleva a revisar un amplio abanico de posibilidades, así como ir descartando las que la persona no valida hasta que una opción realmente impacta en ella; hay otras opciones que son vías secundarias de drenaje de estrés. Cada una de éstas hace referencia a un órgano en concreto. Recuerda que no se trata de un estrés genérico, sino de una tonalidad específica, por lo que alguna de las opciones podría ser la que hace clic en el inconsciente.

EL HÍGADO Y EL SOBREPESO

El sentido figurado del problema engloba la función del órgano afectado. Por ejemplo, el hígado tiene más de 500 funciones, y algunas son muy importantes en relación con el sobrepeso, por lo que serán las que tendremos en cuenta. Las células hepáticas o hepatocitos se encargan de producir bilis, colesterol o proteínas para la sangre; del almacenamiento del glucógeno o del hierro de la hemoglobina; y de la transformación, desintoxicación y depuración de sustancias tóxicas para el organismo. Podemos usar la siguiente lista en sentido figurado para poder elaborar una hipótesis que nos permita localizar el conflicto biológico:

- Conflicto de falta, carencia y escasez.
- Miedo a morir de hambre.
- Recuerdos de penurias o de privación.
- Conflicto por no poder transformar las experiencias.
- Conflicto de digestión de un bocado muy "grasiento".

Cuando hay un conflicto activo de miedo a morir de hambre u otro que involucre al hígado se produce la pérdida de la sensación de saciedad, por lo que durante la ingesta no se sabe cuándo es suficiente, o bien se come sin parar.

 Amancio tiene 65 años, se acaba de jubilar y ahora que dispone de más tiempo quiere cuidar su salud. Uno de sus temas pendientes es su sobrepeso de alrededor de 15 kilos, distribuidos de manera homogénea por todo el cuerpo. Reconoce que come más de lo necesario y que no puede parar si hay comida en el plato. Como siempre ha sido un "poco rellenito" no sabe cuándo comenzó a aumentar de peso. Tiene una foto de las últimas vacaciones familiares con sus padres, cuando tenía 12 años, y en ellas se ve "normal". Por esa época su padre fue despedido del trabajo cuando cerró la fábrica en la que era capataz y donde tenía un buen salario, después de esto no volvió a encontrar un trabajo duradero y seguro. A Amancio nadie le explicó lo que sucedía y pasó de estar con una familia alegre a vivir en un ambiente de discusiones continuas. Amancio se hizo cargo muy pronto de sus gastos, trabajando en un mercado luego de asistir a clases. Responsablemente, siguió trabajando como cocinero hasta jubilarse. Su pasión era la música, pero su familia no tuvo la posibilidad de que continuara con sus estudios, así que la cambió por aprender a cocinar.

Para encontrar el origen, y cambiar el hábito en el caso de Amancio, hay que descubrir qué le ocurre en la actualidad para que su cerebro siga operando bajo el modo "la comida va a faltar". En la sesión se conecta con situaciones de su historia en las que sólo se hablaba de carencia, limitación, hambre, falta y penuria. También lo hace con las peleas de sus padres y con la relación tóxica que aún mantienen, así como con la sensación de rechazo que creyó vivir al no poder vestirse de cierta forma, ir de excursión o salir como sus compañeros. Conocerse, darse cuenta de qué dolor está activo, aunque haya pasado tiempo atrás, soltar la angustia anticipatoria que nos hace creer que va a suceder lo mismo, reinterpretar lo pasado y poder recrear otro futuro son los pasos previos para soltar kilos. Es decir, salir del modo peligro para entrar en el modo sentirse seguro.

GRASA Y SOBREPESO

Para comprender el sobrepeso es necesario mirar varios factores, como la función de los dos tipos de grasa, la abdominal y la subcutánea, el porqué de la ubicación del sobrepeso en cada zona del cuerpo y el origen de los cambios en la conducta alimentaria, lo cual nos dará los patrones para formularnos la pregunta adecuada y entender lo que nos ocurre en un plano psíquico que no habíamos relacionado con el aumento de peso o la forma del cuerpo.

La grasa, como órgano, proviene del tejido conjuntivo y está compuesta por células o adipocitos que actúan como reservorio o alacena donde se acumula grasa en forma de triglicéridos de consistencia semilíquida.

La grasa acumulada en la capa más profunda de la piel (panículo adiposo) actúa como un aislante térmico que protege del frío o del calor, además, tiene otra función que es mecánica, pues rellena espacios, amortigua golpes, resguarda las distintas partes del cuerpo y mantiene los órganos internos en su sitio. Igualmente, participa en el almacenamiento de reservas energéticas, en la fabricación de anticuerpos y hormonas y bloquea las toxinas para que no circulen por el cuerpo adhiriéndose a sus células, por lo que acumular grasas es acumular toxinas.

Tomaré como referencia la película *Preciosa* (2009), como caso complejo multifactorial de obesidad. Una joven obesa, maltratada, violada por su padre, degradada por su madre, manipulada al extremo, sometida y que apenas pronuncia unas cuantas palabras busca escapar del calvario familiar yendo a la escuela, donde puede respirar un poco más que en el departamento donde se genera todo. Rechazo social, burlas de sus compañeras, marginación, aislamiento en el exterior y una luz de optimismo al final del túnel. El cuerpo nunca miente y el de Precious Jones muestra lo mal que se siente en la vida.

La grasa actúa como aislante térmico y mecánico para sentir menos los golpes, para dejar resbalar las humillaciones, para alejar al depredador, para protegerse del rechazo, para no sentir una agresión sexual, para proteger la intimidad tapándola y resguardándose de la mirada del otro, para ocultar la vergüenza, en síntesis, para sobrevivir. La necesidad es clara: a pesar de las experiencias que tuvieron un fuerte impacto en nuestro corazón, hay que continuar vivos.

No hay que olvidar que la función de la grasa es orientarnos para saber cuál es la vivencia traumática y que, a partir de ésta, vamos a encontrar un conflicto global y varios subconflictos. El primer conflicto a revisar con la grasa es el rendimiento, lo cual nos indica que ésta se guarda para obtener la energía necesaria para ponernos en movimiento, así como el rendimiento está asociado con tener energía. Al respecto, cabría que te preguntaras si has vivido situaciones en las que has sentido que:

- No supiste cuidarte.
- No has podido escapar de un abusador.
- No conseguiste huir de los golpes.
- No lograste impedir tocamientos.
- No sabías cómo responder a los insultos.
- No alcanzaste a salvar a otros.
- No valías para recibir amor.

El almacenamiento de grasa en nuestro cuerpo no es casual, ya que se presenta como la mejor solución para sentir que podemos sortear algún periodo problemático, una amenaza o sostener una lucha. Desde hace miles de años, cuando nos sentíamos en peligro, porque el clan vecino nos podía atacar o porque iba a venir una época de escasez de alimentos, el cuerpo se preparaba para resistir guardando grasa, al igual que lo haría un oso antes de hibernar. Cuando vivimos estrés, se secreta cortisol, que es un inductor para la acumulación de grasas. Esto se agrava porque dormimos menos al tener preocupaciones en la cabeza y, de esta manera, se activan las orexinas que nos provocan la sensación de hambre. Dormir poco, preocuparnos, estar inquietos y desvelados nos augura un aumento de peso.

En todo caso es nuestra cabeza (psique) la que vive, de manera real o figurada, que estamos en peligro, por lo que interpreta que hay que ser fuerte, corpulento, contar con energía suficiente, ser capaz de vencer a los "enemigos", así como mantener una reserva interna para las épocas en las que no se contará con la comida necesaria.

El proceso inflamatorio de la piel o celulitis se debe a sucesivas fases de conflicto y solución por desvalorización y agresión, lo que conlleva numerosos procesos de acción y reparación que, finalmente, dejan el tejido inflamado y con cambios exteriores en forma de huecos, que son las zonas donde ha desaparecido el tejido adiposo.

CUANDO RESISTIR ES IGUAL A ENGORDAR

El páncreas tiene una relación muy especial con el azúcar y el sobrepeso. Una de las opciones para tomarlo como posible causa del sobrepeso por acumulación de grasa es la necesidad de mantener una reserva energética disponible mediante la regulación de la glucosa, lo cual se lleva a cabo gracias al entendimiento entre el páncreas y el hígado. Esto inicia con la activación de las células alfa de los islotes de Langerhans del páncreas que producen la hormona glucagón. La función es estimular el hígado para que libere glucógeno y que éste se transforme en glucosa y aumente el azúcar en sangre o glucemia. Si ésta llegara a aumentar demasiado, la insulina recogería el azúcar en la sangre y la llevaría a las células que la necesitan para realizar un esfuerzo pero con energía.

Éste es un proceso natural, pero ¿qué pasa cuando no hay armonía entre estas partes? El desequilibrio se produce cuando hay un conflicto biológico o una situación dramática cuya característica es un gran miedo con asco, repulsión, rechazo o susto con aversión. Es la manera de afrontar experiencias a las que nos oponemos o que tenemos que resistir frente a cosas que nos desagradan, como puede ser una relación sexual no aceptada, ver situaciones asquerosas como un hombre manoseando a una mujer o viceversa, limpiar sitios sucios, presenciar cuando alguien escupe o tose con flemas, se lava los dientes y se aclara la garganta haciendo ruidos que tenemos grabados como repugnantes.

 Sara, de 39 años, lleva seis años limpiando un albergue para jóvenes. Estudió enfermería en Perú, pero no ha podido homologar sus estudios y trabaja como limpiadora para poder sostener los gastos familiares. En su trabajo es bastante frecuente encontrarse con desechos que le producen asco, pero que tiene que limpiar. Nunca le habían gustado las golosinas, sin embargo, desde que está en este trabajo no para de engullirlas y siente hambre casi todo el tiempo. En esos años ha aumentado 18 kilos. Mantiene un carácter muy esquivo con sus compañeros y se la vive protestando por todo lo que tenía en su país y que ahora no tiene.

Cuando estos conflictos están activos en el cuerpo, específicamente en las células alfa del páncreas, disminuye la producción de la hormona glucagón, lo que lleva a un aumento de la hipoglucemia, o sea, a tener menos glucosa en la sangre, momento en el que se experimenta una fuerte necesidad de comer algo dulce. ¿Conoces esa experiencia?

Es como un agujero en el estómago que sólo lo calma un dulce, como un hambre voraz que no se detiene con comida.

El sentido biológico es proveer al organismo de alimentos ricos en azúcar que se transformen en glucosa que llevar a las células para usarla como energía. Si hay un déficit de glucosa en el organismo, el cerebro lo detecta, pues supone que se encuentra frente a un gran peligro (el sistema nervioso sólo usa glucógeno en forma de glucosa para alimentarse) y, al verse en ese punto, da la orden a las grasas para que no liberen nada. Tener hambre de azúcar hace que las grasas queden fijas como reserva para el organismo. El razonamiento es que si va a faltar energía, por previsión, es mejor mantenerse con hambre para buscar comida y dejar a las grasas como última fuente para salvar la vida. Aunque hagas ejercicio, te costará mucho bajar de peso si no has soltado el conflicto, ya que tendemos a comer más.

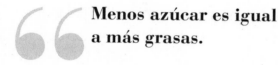

Menos azúcar es igual a más grasas.

Para salir de este conflicto, tienes que revisar todas aquellas situaciones que te provocan un miedo anticipatorio, en las que prevés que algo puede ocurrir y que no es sano para ti, o que te dan asco y no lo manifiestas por educación o por un mal llamado "amor" (no quiero herirlo diciéndole que algo que hace me molesta), o en las cuales aguantas aquello que te da repulsión. También tienes que aceptar que, aunque ya no estés viviendo esas situaciones, tal vez haya elementos que te las recuerdan y que actúan como activadores del malestar.

Este juego puede empezar a cambiar si trabajas los conflictos biológicos y recuperas los recuerdos que te los reactivan, a la par que inicias una alimentación sana sin negar el azúcar, pero haciendo buen uso de ésta, además de actividad física. Tu cuerpo comprenderá que no hay carencia y que puede emplear lo acumulado sin necesidad de aumentar las reservas.

EN ETERNA OPOSICIÓN

Otra forma de vivir el mismo conflicto es desde una pelea "mental", es decir, aguantar todo lo que te caiga encima, soportar desde insultos hasta desprecios, y todo eso con la cabeza pensando a mil revoluciones que le podrías hacer cualquier cosa al que te provoca, pero callando todo lo que sientes. Es el momento en que luchas únicamente con tu cabeza sin pasar a la acción. Es como si el cuerpo se dispusiera para una gran batalla que no va a comenzar.

Como puedes apreciar se trata de una manera de interpretar los eventos que nos toca vivir y que les ocurren a todos los seres humanos. Hay personas que viven pensando que todo es difícil, que obtener cualquier cosa cuesta mucho, que están todo el día peleándose con la vida, porque no saben hablar con naturalidad de lo que les hace bien o de lo que les hace mal, que viven con la idea de que la vida es una lucha y, que hagas lo que hagas, te irá mal (aunque a los otros no) y que sólo a ti te toca hacer esfuerzos descomunales para sobrevivir y que, en cambio, los demás tienen mucha suerte, pues apenas tocan la cartera se les llena de oro. En esta tendencia están los adivinadores del pensamiento humano, que creen que los demás se levantan por la mañana para fastidiarles o que todos están en su contra. Piensan que ellos no tienen la posibilidad de construir una realidad, ya que la realidad está construida de antemano, o sea, que se encuentran en el bando de los perdedores. Son personas que buscan pleito por todo, que buscan sutilmente la discusión, haciendo ver que es otro el que comenzó o que otros tienen la culpa, además están en eterna enemistad con las circunstancias. Aquí se inicia otro círculo vicioso del sobrepeso, sólo que en este caso suele estar unido a trastornos metabólicos y, en general, a la diabetes, sin importar de qué tipo.

Tal vez conoces a alguien que padece una enfermedad por la cual le han indicado que tiene que hacer tal o cual régimen, dieta o tratamiento, y que se pelea con la propuesta terapéutica, hace trampas, come a escondidas, tira los medicamentos o toma de más, o sea, no hace lo que le han sugerido. La respuesta es porque no le gustan las indicaciones, pues las vive como límites impuestos, detesta la autoridad, no soporta que le digan lo que tiene que hacer, cree que es un castigo (seguramente así lo aprendió de niño y en casa), o siente que controla la situación haciendo las cosas a su manera.

Hay personas que se pelean con la vida, porque no pueden comer algo que les gusta; generan más discrepancia y oposición, por lo tanto entran nuevamente en un conflicto de resistencia. Son incapaces de decir "lo que vivo me asusta, me disgusta y mi realidad me enoja", "me enojo por lo que eres, lo que haces y lo que me haces", "me disgusta tener que hacer cosas nuevas porque el cambio me asusta" o "me gustaría crear una realidad distinta a la que vivo". Sin embargo, no pueden vislumbrar esto, siguen enfadados con la vida y continúan peleándose con todo y con todos.

Isabel, de 48 años, tiene sobrepeso y desde hace más de 30 años está bajo tratamiento por un cuadro de diabetes. Creció junto a una madre enferma, que era hospitalizada muy a menudo. Es la mayor de cuatro hermanos, por lo que se hacía cargo de la limpieza, la comida y el cuidado de éstos. Cuando su madre estaba en casa, también tenía que cuidar de ella, ya que era adicta al alcohol y a otras drogas. Isabel no sabe lo que es sentirse cuidada o lo que es poner una mesa bonita para regalarse el placer de comer con todos los sentidos. Para ella la vida era cumplir, acabar las tareas para comenzar con los estudios, darse cuenta de que no podía llegar a todo y anular sus necesidades, porque lo prioritario estaba afuera. La casa era un campo de batalla por mucho que ella quisiera mantener un orden. La guerra se hacía presente cuando su madre criticaba su manera de hacer las cosas. Cuando tenía 18 años, su padre se marchó y nunca volvió a dar noticias. Isabel se convirtió en el sostén económico de su familia.

Un cerebro al que se le informa que debe prepararse para luchar es sumamente eficiente, ya que pone todos los recursos disponibles en el cuerpo para que se lleve a cabo la pelea y se consiga ganar la contienda, sólo que ésta se encuentra únicamente en la cabeza. Nunca se gasta lo que se ha acumulado, porque no hay una pelea física, sólo es una idea dando vueltas por la mente. Aunque la vida pueda ser un juego, hay situaciones con las que no tenemos que jugar y ésta es una de ellas. La ilusión de un falso control nos hace enfermar y luego no sabemos cómo salir de ese atolladero, por lo que las cosas se ponen más y más difíciles.

CUANDO SENTIRTE INEFICAZ ENGORDA

La glándula tiroides se pone en marcha cuando aparece el conflicto de no sentirse capaz para conseguir y hacer las cosas con eficiencia. Algunas personas han aprendido a hacer todo rápido y se exigen un mayor rendimiento, por lo que no pueden ver que otro obtenga un mejor resultado, debido a que lo vivirán como si les hubieran sacado un bocado de la boca.

 Analía trabaja en un centro comercial en el que recibe un salario fijo y uno variable en función de sus ventas. Uno de sus compañeros es muy simpático y consigue con su parloteo concretar más ventas que ella. Pasa los días viendo cómo sube el porcentaje de su compañero y baja el suyo. Después de dos años, lo ascienden a gerente de la sucursal y ella, que ha trabajado más tiempo en la empresa, se siente desplazada e inútil. Empieza a engordar y así lleva seis años y 24 kilos de más.

Analía ignora que está viviendo el conflicto de no atrapar el bocado en el tiempo correcto y con la mejor ganancia. Simplemente sufre en silencio mientras su cuerpo hace que la tiroides se active para ser más rápida, sin embargo, como nunca se soluciona el conflicto, porque la lucha permanece, la glándula se agota y la producción de la hormona tiroidea disminuye. El resultado es hipotiroidismo con ralentización del metabolismo y, en consecuencia, sobrepeso.

Ante la pregunta ¿qué quieres conseguir y no puedes?, Analía encuentra la llave para soltar la necesidad de tener más y más, para así sostener mejor a su familia. Al mismo tiempo se da cuenta de que de niña era el hermano pequeño el que conseguía todo en menos tiempo y, por tanto, era el premiado por sus padres.

ANTE LA DUDA, SOBREPESO

Asumir una decisión puede ser tan fácil o difícil como lo decida la persona que debe tomar la determinación. No decidir es decidir, aunque no lo veamos así. Pero ¿por qué se altera la glándula suprarrenal? Porque nos podríamos equivocar en la resolución y para nuestro inconsciente eso constituye un peligro total. Tomar el mal camino puede suponer la muerte. Si vas por el sitio erróneo, puede aparecer un "lobo feroz". Muchas narraciones nos indican que prestemos atención cuando decidimos hacer algo porque todo tiene consecuencias.

Al vivir un fuerte estrés para encontrar una salida, tomar una decisión o para esconderse, la glándula suprarrenal será la que nos ayude a estar preparados para el enfrentamiento al generar más cortisol, sólo que, una vez más, nos preparamos pero no lo gastamos.

El sobrepeso u obesidad, cuyo origen es una disfunción de esta glándula, va a producir un aumento de grasa en el abdomen y en la parte superior del cuerpo, cara hinchada, cuello redondo, y brazos y piernas más delgadas.

 Marisa proviene de una familia muy religiosa, donde todos son delgados, vegetarianos y saludables. No entiende por qué, con 21 años, comenzó a engordar a pesar de llevar la misma alimentación. Preguntarse qué fue lo que vivió antes de que apareciera el síntoma fue clave para ella. Su padre, que es abogado, quería que estudiara Derecho, y ella no supo decirle que no. Siguió los consejos familiares y después de dos años sin conseguir aprobar una materia, se dio cuenta de que tenía que tomar un camino diferente. Sólo encontró una salida y fue ordenarse como religiosa. No porque lo anhelara, sino porque no podía escapar de la lealtad familiar.

El cuerpo siempre habla y cuenta el sufrimiento que la cabeza no se atreve a expresar.

INMÓVIL, PERO SUMANDO KILOS

Cuando hay un desequilibrio importante entre el ingreso y el consumo energético por falta de movimiento, cabe preguntarse en qué momento moverse fue peligroso.

Si un animal en plena naturaleza se mueve cuando está cerca su depredador, será presa fácil. El razonamiento biológico nos dice que tenemos que encontrar dónde está peligro para iniciar una pauta de movimiento saludable sin que el cerebro sufra.

Paula, de 37 años, recuerda que de pequeña le gustaba bailar, correr y andar en bicicleta. El máximo placer era subir a los árboles con su mejor amiga. Fueron inseparables hasta que vivieron una situación espantosa y traumática de la cual no ha podido reponerse. Salieron en bicicleta a pasear por un sendero en un bosque mientras jugaban carreras. Un coche se atravesó en un lugar prohibido y su amiga perdió una mano en el accidente. Paula nunca más se subió a su bicicleta y poco a poco dejó de jugar como una niña para tener otras ocupaciones que no supusieran movimiento. Lleva 28 años en tratamientos para salir de la depresión y, en simultáneo, para bajar los 30 kilos de más que la acompañan. El cerebro primigenio de Paula tiene asociado que el movimiento mata, lastima y produce un daño irreparable.

En todos los casos encontraremos que el cerebro se queda en modo estático al vivir un momento dramático, sintiendo que el evento doloroso puede repetirse en cualquier instante. Es lo que llamamos "la guerra no ha acabado". Reconocer el dolor, tomar distancia del tiempo pasado, observar cómo ha cambiado la vida y soltar lo que fue como ocurrió y no como nos hubiera gustado que fuera permite sanar y conquistar una mejor vida.

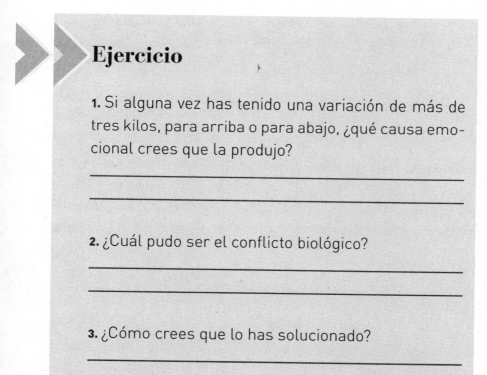

Ejercicio

1. Si alguna vez has tenido una variación de más de tres kilos, para arriba o para abajo, ¿qué causa emocional crees que la produjo?

_____

_____

2. ¿Cuál pudo ser el conflicto biológico?

_____

_____

3. ¿Cómo crees que lo has solucionado?

_____

_____

Sobrepeso hídrico

Otra causa de aumento de peso, que muchas veces se combina con la acumulación de grasa, es la retención de líquidos. El edema es la acumulación de líquido en diversas zonas del cuerpo, lo que produce hinchazón, conllevando un aumento rápido de peso. Esto se debe a la activación del riñón, específicamente del túbulo colector renal, el cual se pone en máxima actividad dando como resultado el bloqueo de la salida de orina, ocasionando así la retención de líquidos. Lo anterior puede obedecer a que la persona vive de manera dolorosa alguna de las siguientes situaciones:

- Sensación de estar solo en el mundo.
- Tener que luchar para sobrevivir.
- Sentirse abandonado.
- Sentirse prófugo y en un medio desconocido (inmigrante).
- Sentir un desarraigo profundo sin tener idea de dónde anclarse.
- Sentir que se han perdido las referencias en la vida.
- Sentir que todo se derrumba y se viene abajo la vida.
- Miedo a la existencia.

CUANDO EL SOBREPESO ES POR RETENCIÓN DE LÍQUIDOS

Cuando vivimos circunstancias como las anteriores, la biología entiende que realmente se encuentra en peligro: estar solo se puede igualar a fenecer a corto plazo. Pero ¿qué pasaría si viviéramos en la época paleolítica y estuviéramos solos? Seguramente nos sentiríamos perdidos, confusos y en peligro. ¿Y si saliéramos de la cueva sin conocer nada a nuestro alrededor? Probablemente nuestro cerebro interpretaría que estamos en una situación de alto riesgo.

¿Y qué pasaría si comienzas a caminar y pierdes de vista lo único que te daba seguridad, que era la cueva en la que habías descansado? El riesgo va aumentando. Y si pasan los días y cae una tormenta que te impide salir a cazar y ya no tienes reservas, ¿cómo crees que te sentirás? Si tu supervivencia peligra cada vez más, no soltarías ni un gramo de grasa ni una gota de agua de tu cuerpo. ¿Cómo podrías desperdiciar la poca energía que te queda? Si, por otro lado, careces de energía para ir a cazar, ten por seguro que el mayor recurso es poder contar con reservas, y la grasa y el agua son bienes muy preciados, aunque la sociedad moderna los haya despreciado, especialmente a la grasa. Hoy tiene muy mala fama, pero antaño significaba que podías comer. Nada más ni menos.

Retener agua y grasa se fundamenta en la lógica de estar seguros al iniciar un camino que se plantea arduo y plagado de dificultades. A esto se suma que el metabolismo se vuelve "aprovechador". Lo poco que ingresa es metabolizado al máximo. Se saca hasta la última molécula de energía, por lo que aunque se coma poco se engorda mucho.

A mayor sensación de peligro, mayor retención de líquido. Cualquier vivencia puede despertar esta sensación: estar esperando que llegue alguien, quedar en un bar y que la persona no se presente, tener que pasar un tiempo solos, o ante un desastre natural no saber hacia dónde ir.

SOLEDAD CAMUFLADA BAJO KILOS

La vida actual nos muestra con gran crudeza que la soledad, o mejor dicho la desolación, ocurre muy menudo y que no sólo significa no tener compañía, ya que también la viven aquellas personas que incluso estando acompañadas se sienten solas, o que creen que cuentan con cientos o miles de amigos, pero que a la hora de la verdad únicamente los tienen en una pantalla. Los seres humanos somos sociales por naturaleza. Necesitamos estar en contacto y en relación con otras personas para sentirnos tranquilos y, especialmente, seguros.

La soledad es una respuesta emocional ante un estado de aislamiento en el cual un individuo se encuentra sin acompañamiento o sin contacto físico o virtual, con personas apreciadas, incluso sin un animal de compañía. Puede ser voluntario, por elección de vida o por diversos motivos, como desplazamiento del medio conocido, pérdida de seres queridos, enfermedades que requieren aislamiento o circunstancias condicionantes. En adultos mayores, la soledad se acerca cuando los familiares se alejan por enfermedad, limitación, traslado a residencias o muerte.

La soledad está vinculada a sentimientos de melancolía, congoja, añoranza, desamparo e inseguridad, por lo que es más probable que la persona sienta inestabilidad emocional, cambios de humor e irritabilidad.

El estar solo no determina el sentimiento de soledad, ya que no es lo mismo disfrutar de ratos de soledad, que son absolutamente necesarios tanto en niños como adultos, a sufrir o enfermarse por permanecer en soledad. La diferencia entre "sentirse solo" y "aislarse socialmente" es clave, puesto que esta última es una opción. La experiencia es subjetiva, pues hay personas que pueden sentirse solas mientras están en medio de una multitud, en una fiesta o con un grupo de amigos. Lo que hace que una persona se sienta sola y lo perciba como "negativo" es el hecho de que necesitan más de lo que tienen en cuanto a contacto disponible.

Francisco, de 42 años, quiere vivir saludable y su peso le preocupa, pues tiene 20 kilos por encima de su normopeso y quiere ayuda. Es hijo único. Su familia se reduce a su madre enferma y a una tía que vive en una residencia. Su padre falleció en un accidente de coche cuando él tenía 10 años, y su madre fue ingresada por un trastorno psiquiátrico. Aunque vivía con su tía, siempre tuvo la sensación de estar solo en el mundo. Esa misma sensación lo ha perseguido toda su vida. Tiene pocos amigos y no se reúnen con frecuencia. Trabaja desde su casa, diseñando programas informáticos, por lo que tiene poco contacto con el exterior. Ante el sentimiento de soledad y el miedo por su existencia, la retención de líquidos se ha puesto en marcha. Esto se activa cada día al ver a su madre enferma, lo que le recuerda la soledad vivida en su infancia cuando ésta fue hospitalizada. Si sale, regresa rápido, y lo primero es saber cómo está su madre. La necesidad de seguridad no depende de la edad, sino de la permanencia del conflicto.

Muchas personas podrían encontrar la primera experiencia dolorosa de soledad al nacer, en la infancia temprana, la pubertad o la adolescencia. Los eventos que producen esa sensación de profunda tristeza pueden ser muchos, aunque por lo general están asociados a vivencias vitales, por ejemplo, cuando los padres no pueden estar presentes física o psíquicamente, cuando están desconectados, ausentes o el bebé los percibe tristes. Es una consecuencia ante separaciones, peleas, rupturas, divorcios o al mudarse a sitios donde no hay una familia referente.

Una consecuencia del sentimiento de soledad o desolación, como me gusta llamarle, es el detrimento en la calidad de vida y, por ende, de la salud. Por ejemplo, una mala calidad de sueño tendrá influencia en el sobrepeso, porque aumenta la secreción de orexinas y éstas producen aumento del apetito. Otro aspecto es el cansancio asociado, que jugará en contra del movimiento y, por tanto, los procesos de recuperación del cuerpo se verán mermados.

Y, fundamentalmente, se pondrá en marcha nuestro sistema de retención de líquidos, produciendo el llamado sobrepeso hídrico.

> La soledad no llega por no tener personas a tu alrededor, sino por no poder comunicar las cosas que te parecen importantes a ti, o por mantener ciertos puntos de vista que otros consideran inadmisibles.
>
> CARL JUNG

ABANDONO

El sentimiento de abandono genera una herida invisible que es sumamente frágil y que se abre con cada experiencia que nos hace recordar el dolor original, además es la prueba de que en algún momento se rompió un vínculo muy importante. Ese vínculo fue un nutriente para las emociones, un impulso hacia la seguridad en la vida y en las relaciones.

Como primera experiencia pudo ser el abandono, desde la concepción hasta la infancia, de los padres o de uno de ellos; la enfermedad o muerte de un padre; la adicción de un cuidador principal o vivir situaciones similares con otros familiares, amigos o compañeros; incluso que la propia sociedad se olvide de incluir a todos.

La experiencia temprana de abandono hace pasar a quien lo vive por diferentes etapas. Inicialmente, la sorpresa y el desconcierto. Grandes y pequeños sienten que lo que están viviendo no les puede estar pasando a ellos, es como si no lo creyeran, aunque experimenten un dolor inmenso. Es un momento de confusión al que le sigue un estado de recogimiento con una espera tensa, ya que la esperanza del regreso del otro continúa. Aparece aquí la fase más crítica, junto con el reconocimiento del rechazo vivido y la exclusión de la vida del otro y la pérdida del amor por sí mismo: "No valgo nada y por eso el otro no me ama". No sólo cae la autoestima, sino también la seguridad en la vida. Rabia, tristeza, desesperanza y sufrimiento, hasta que llega la renuncia porque las cosas son como son. Este mismo patrón, tal como lo aprendimos, lo proyectaremos en otras relaciones, y es ahí donde reside el origen de la dependencia emocional.

De adultos, si nos llegamos a sentir desintegrados, desatendidos o solos, se hace presente el conflicto de abandono, donde los sentimientos de desamparo, orfandad y abatimiento son el centro del dolor. Un vacío que cala profundamente, que angustia y se hace intolerable. El dolor es tan fuerte que no se puede soportar, por lo que para acallarlo se suelen usar "calmantes externos" y, uno de ellos, a menudo, es la comida.

La vivencia del abandono nos coloca en un punto de máxima fragilidad, por lo que no notamos que el peligro no es verdadero y que sólo está presente en la manera de vivirlo. Al nacer nos encontramos en una extrema vulnerabilidad y, por ello, necesitamos del otro para sobrevivir, de ahí que las experiencias de abandono se vivan con gran pesar si no se ha sanado el conflicto.

María Luisa, de 34 años, recuerda tener sobrepeso "desde siempre" o al menos desde que era muy pequeña. Su padre se marchó de casa para trabajar en un circo cuando ella tenía un año. Nunca regresó. Su madre, por su parte, se fue a trabajar a la ciudad, dejándola al cuidado de su abuela materna a la edad de tres años. De niña, esperaba cada fin de semana a que su madre regresara, pero sólo la vio las dos primeras Navidades. Ya no regresó. Cuando María Luisa cumplió 10 años, su abuela le confesó que su madre tenía otra familia y que como ella no valía nada por eso no había vuelto. Su abuela descargaba la rabia que sentía por su hija, su yerno, su exmarido y por la vida contra María Luisa, a quien golpeaba y privaba de comida. Cuando la encerraba, sólo la dejaba con un vaso de agua, y esa agua "sagrada", en su cabeza, se asoció con la salvación. Retener agua es igual a salvar la vida. "El agua es con lo único que cuento."

MIEDO POR LA EXISTENCIA

Antes de finalizar este capítulo debemos abordar el miedo, en concreto el miedo por la existencia o a dejar de existir, es decir, a la muerte. Según el *Diccionario de la lengua española*, es "una perturbación angustiosa del ánimo por un riesgo o daño real o imaginario". Es una emoción común a todos los seres vivos, ya que ha permitido la supervivencia, pues para el cerebro es un aviso de acción inmediata, aunque ésta sea la inacción o parálisis.

De niños aprendimos a movernos por el mundo ampliando nuestro espacio de seguridad. Si nuestros padres o cuidadores, que son la principal referencia en nuestra vida, nos acompañaban, podíamos arriesgarnos un poco más, lo cual incorporamos como un aprendizaje. Si nos alejábamos de ellos y, de repente, al mirar no los encontrábamos, nos angustiábamos porque la seguridad nos la daban ellos. ¿Quién no recuerda volver a los brazos de sus padres y soltar un suspiro de tranquilidad?

Ese juego de alejarse, de atreverse a ir un poco más lejos y de mirar si continúan ahí para volver a los brazos seguros, nos sirvió para aprender que en el exterior también nos encontraremos seguros. Esta vivencia la tenemos interiorizada, pues sucedió con nuestros padres. El resultado es "iré seguro por la vida". No obstante, esto puede verse alterado cuando los padres no están o no están disponibles, o no han resuelto su propia inseguridad. Se trata de aprender a ser autónomos o de necesitar al otro únicamente como apoyo.

La sensación de aniquilamiento, desaparición, destrucción o agonía profunda puede surgir ante lo desconocido o ante aquello que no representa un punto de referencia para nosotros. Experiencias como viajar a países desconocidos, emigrar, mudarse, cambiar de trabajo o de condiciones de vida, ya sea de forma voluntaria u obligada, pueden ser generadoras de una angustia por la existencia o miedo al aniquilamiento.

Al cambiar de lugar, dejando atrás olores, sabores, colores, sonidos, personas, costumbres, rutinas y hábitos, podemos encontrarnos ante el abismo de lo desconocido, lo que acarreará reacciones biológicas ante las señales percibidas por el cerebro como peligrosas, lo que conllevará aumentar de peso, porque los riñones no dejarán salir ni una gota, pues se trata de una cuestión de supervivencia.

 Luis Alberto emigró a los 22 años, con el objetivo de hacer dinero y ahorrar para comprar un negocio y volver a su país. Lleva 22 años en España y no ha podido cumplir con lo que inicialmente había planificado. Su trabajo le ha permitido subsistir y ahorrar para enviar dinero a su familia. Encontró lo que él describe como "una buena mujer" y tiene dos hijos. Su vida es bastante estable excepto en los periodos en los que no abunda el trabajo, que es cuando se activa una angustia importante que llega a impedirle levantarse de la cama. Lo han visto varios médicos. Sabe que su cuadro no es depresión, sino un miedo tremendo a no poder continuar. Tiene fotos de su primer año en España, en las que pesaba 70 kilos. Aumentó de peso rápidamente. Actualmente, ronda los 100 kilos a los que llega fácilmente en los periodos de preocupación; pero cuando trabaja puede bajar a 95 o 92 kilos. Él asegura que esta variación se debe al movimiento, ya que cuando sale de casa y trabaja se mueve más.

Luis Alberto siente un fuerte miedo a lo desconocido y su cerebro cree que puede morir, por lo que cada intento, ya sea en un lugar o trabajo nuevo, lo angustia y, por tanto, su riñón retiene líquidos, es decir, ofrece a las células agua para su supervivencia.

Asimismo, Luis Alberto relacionó su miedo con el exterminio de su pueblo, cuando tuvo que dejar su lugar de nacimiento. Más allá de la experiencia propia, él recuerda el dolor que le producía cada mudanza, cuando sus padres no podían pagar la renta y tenían que huir de noche. Dejar todo lo conocido y volver a empezar. Una y otra vez el recuerdo de perder todo y a todos. Su vida fue un constante cambio. La de sus abuelos, bisabuelos y tíos emigrantes durante la Primera y Segunda Guerra Mundial fue igual. Una repetición de miedos, huidas y angustias. En suma, quedarse sin historia. La sensación de sentirse perdido y vacilante difícilmente dejará ver las muchas oportunidades que un nuevo espacio puede ofrecer, pues se está viviendo desde el miedo.

Comprender para sanar y soltar lo que ya no nos sirve. Entender cómo funcionamos, biológicamente hablando, nos abre la puerta a la sanación emocional, física y social.

Los animales han sobrevivido formando colonias y los seres humanos construyendo grupos participativos y cooperativos. Si las personas perciben que están siendo excluidas de un grupo, los sentimientos de abandono, soledad y miedo estarán a flor de piel, lo que podría llevarlas a esforzarse para conectar con los demás, encontrar nuevos amigos, revivir viejas relaciones, observar dónde se inició el problema, o bien a encerrarse más en sí mismas. El resultado de esta última opción es un aumento de peso por retención de líquidos. Al encontrar qué lo desencadenó y qué lo programó, la eliminación de líquidos es muy rápida, por lo que, en cuestión de pocos días, el peso comienza a normalizarse.

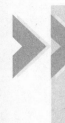

Ejercicio

1. ¿Cómo describes el sentimiento de desolación?

_____

_____

2. ¿Has sentido abandono en algún momento tu vida? ¿Cómo lo has solucionado?

_____

_____

3. ¿Has temido por tu vida? ¿Qué sentiste?

_____

_____

4. Ante las situaciones mencionadas, ¿hubo algún cambio de peso en tu cuerpo?

_____

_____

Grasa, agua y conductas

~~~~~~~~~~~

CUANDO EL SÍNTOMA GENERA EL SÍNTOMA

Además de los conflictos mencionados, se encuentran aquellos que actúan como autoprogramadores: al ver nuevamente el síntoma se vuelve a caer en la misma actividad conflictual. Por ejemplo, si las piernas o los muslos tienen más grasa de la habitual y al hacer un régimen, la piel queda flácida, aparecen hoyuelos en algunas zonas y, quizás, estrías o líneas de cicatrización, ¿te gusta la imagen o te desagrada? Si te desagrada, acabas de entrar en una actividad conflictual con una crisis de desvalorización y agresión, la cual se refuerza cada vez que te miras al espejo y te castigas con pensamientos como: "qué feo", "espantoso", "es un imposible", "no puedo ir a ningún lado", "asco de piernas", etcétera. Probablemente empieces a buscar la solución fuera y, tal vez, una cirugía reparadora sirva algún tiempo, ya que si el conflicto permanece porque no has modificado tu manera de pensar, tu cuerpo seguirá las órdenes de tu cerebro y volverá a colocar más grasa donde se necesita un refuerzo. Resultado: después de entrar una y otra vez en el mismo conflicto, aparece la celulitis y es más difícil de erradicar el síntoma. El cuerpo tiene un límite.

Hay una fuerte confusión en relación con la imagen, pues es gustarse a sí mismo pero para gustar al otro, es decir, gustar al otro es ser amado o tener éxito. Seguramente esto proviene de etapas tempranas en las que vimos la aceptación o el rechazo en los ojos de nuestros padres, especialmente, de mamá. No obstante, tenemos que aprender a amarnos incluso con esas curvas.

Lo mismo ocurre con el conflicto de imagen, pues tenemos una idea de perfección y entonces lo que vemos en el espejo nos disgusta.

Si has llegado hasta aquí, ya sabes lo que ocurre cuando tenemos la vivencia de disgusto, asco, repugnancia o miedo a convertirnos en una asquerosidad y que nadie nos mire o nos miren mal. Se pone en marcha un programa biológico que activa las células alfa del páncreas, que secreta glucagón, una hormona que estimula al hígado para que libere glucógeno transformado en glucosa, y mientras eso pasa, estamos hipoglucémicos con un monstruo en el estómago que pide cantidades ingentes de azúcar. Al chocolate, helado o postre le toca pagar el precio. Es el pez que se muerde la cola.

También se hace presente el conflicto de rechazo o, mejor dicho, autorrechazo a la imagen, donde el cuerpo experimenta la necesidad de protegerse, por lo que acumulará grasa subcutánea en el sitio que recibe el maltrato mental.

CUANDO TENER SOBREPESO ES UNA SOLUCIÓN

Tal vez pensarás que enloquecí, pues de qué manera podría ser positivo que alguien enferme. Quiero aclarar que lo positivo radica en el inconsciente biológico. Ciertas situaciones impiden que los síntomas desaparezcan y, en este caso, que el peso se normalice.

Una posible situación de bloqueo es usar el sobrepeso como un escudo o una excusa para fracasar. En este caso, se ha mentalizado que el triunfo lo consiguen las personas altas, esbeltas y guapas, por lo que estar delgado es sinónimo de "conseguir y conquistar". Cuando una persona piensa así o vive con miedo al éxito, por un lado no se permite sobrepasar a su familia mientras que por otro siente temor de no conseguir sus objetivos, de no estar a la altura, de no dar la talla y por eso no se atreve. El sobrepeso se convierte en un sistema de justificación del posible fracaso. Unos kilos de más dan tranquilidad, ya que es más que seguro que no se consigan los objetivos planteados. Es una profecía autocumplida. Estas personas suelen decirse: "Me despidieron a causa de mi figura", "No era el tipo para la empresa, todos son delgados" o "No me contrataron a causa de mi gordura".

A menudo estas programaciones van unidas al hipotiroidismo, lo que significa que necesitan que el tiempo vaya más lento para poder asimilar lo que les ocurre y así tomar distancia para ver cómo pueden resolver el problema en el que se encuentran.

CUANDO EL SOBREPESO SE USA PARA CUMPLIR CON LAS CREENCIAS FAMILIARES

Una creencia es una idea que se ha repetido, se ha tomado como cierta o verdad absoluta y se ha generalizado. Si en la familia se ha enfermado o ha fallecido una persona y el inconsciente familiar ha guardado la idea de que en parte la culpa del evento dramático se debe a la falta de alimento, habrá alguien que tendrá la obligación de tener sobrepeso, el cual actuará como un tranquilizante: "Si no tienes suficiente comida, puedes enfermar y morir", "Cómete todo porque otros murieron por no tener", "La comida y el tener un buen peso son necesarios", "No dejes ni una migaja en el plato, porque algún día podrás necesitarla".

Imagina que una persona se enferma y que ha recibido esta idea de la familia. Su inconsciente tendrá un estrés enorme porque podría ocurrir lo mismo que pasó en el pasado, o sea, la muerte. Por tanto, todo lo que ingrese como alimento lo guardará como grasa (reserva a largo plazo) y no permitirá el gasto, ya que necesita seguridad.

El acto de comer no sólo satisface una exigencia de hambre física, sino también el apetito emocional. Los padres están tristes si el niño está enfermo y, entonces, le dan una comida especial. Luego para estar alegre necesitará de comida y si es de "comida especial", mejor.

Es importante detectar la forma de pensar de la familia para poder cambiar el mensaje subliminal que ha quedado guardado y que domina la vida en el presente.

CUANDO LA COMIDA ES VIVIDA EN NEGATIVO

Algunas personas tienen asociado en su cabeza que la comida engorda, por lo que se pasan el día realizando cálculos de ingreso-gasto y de la cantidad de ejercicio físico que deben hacer para gastar la manzana que han consumido ocho horas atrás. Si creemos que los alimentos nos engordan, nos hacen daño, son difíciles de digerir o se acumulan en alguna parte del cuerpo, ¿qué crees que pasará? La actitud respecto a la alimentación puede ser un conflicto en sí mismo.

Una vez más, si hay estrés para el cerebro, hay peligro y se necesita del alimento para tener una reserva energética para luchar.

Imagina el poder que tienen los pensamientos y lo que generan cuando se asume que algún alimento no es sano o se va a colocar justo en la parte de tu cuerpo que menos te gusta. Claro que hay alimentos poco convenientes, sin embargo, lo importante es modificar los hábitos en relación con el consumo excesivo o la poca movilidad.

CUANDO SE CAMBIA LA CONDUCTA
ANTE LA INGESTA

Un hábito es una práctica habitual, o sea, una conducta que se repite y se desencadena ante estímulos o señales internas o externas que nos impulsan a realizar acciones. Cuando hablamos de un hábito alimentario, se trata de un comportamiento específico en relación con la comida, el cual puede ser llevado a cabo porque hay hambre física o un reclamo emocional. Si este último fuera el caso, se come para conseguir un placer momentáneo con la clara consecuencia de acumulación en forma de grasa, a veces inamovible.

Al respecto, cabría poner en la mesa estas preguntas: ¿qué hábito de alimentación tengo?, ¿qué conductas emocionales me incitan a comer?

Revisemos el siguiente ejemplo: has discutido con tu pareja y te ha insultado (señal externa), no sabes conducir la comunicación ni expresar tus pensamientos y sentimientos, y te revuelves internamente contra ti mismo (procesamiento interno). Sientes un malestar en el cuerpo, vas a la nevera y tomas algo que te calme o bebes una copa (comportamiento específico). Eso te tranquilizará por un momento, aunque podría tratarse del origen de una inmensa culpa y autocastigo que te sumerja en un evento de estrés (señal interna), que produce un aumento en la secreción de cortisol y la necesidad de comer algo dulce (comportamiento externo).

Te propongo que realices el siguiente ejercicio para que notes una conducta en relación con un hábito en la alimentación.

	Acción	En lo personal recuerdas...
Señal externa		
Procesamiento interno		
Comportamiento externo		
Señal interna		
Comportamiento externo		

Un cambio en la conducta alimentaria proviene de situaciones de conflicto como hemos visto previamente. La inactividad física que lleva a gastar calorías implica la desvalorización y los pensamientos de incapacidad que rondan por la cabeza. Pero ¿qué motiva que busques comida como un apaciguador de algún dolor interno? Existen varias razones.

Comer para llenar un vacío profundo es consecuencia de una inseguridad afectiva, material, personal, familiar, etcétera. La sociedad actual nos ha hecho creer que el exterior tiene que satisfacer el interior, por lo que asumimos que comprando, acumulando, obteniendo o comiendo vamos a sentirnos mejor. Después de conseguir el placer inmediato, por lo general entramos en una espiral de culpa y autocastigo.

El no poder soltar (alimentos insanos, placer inmediato, pensamientos, miedo a la escasez) nos impide dejar ir kilos que ya no tienen ninguna función para el organismo, pero ¿cuántas veces comes por hambre emocional? Algunos ejemplos de hambre emocional te pueden dar una pista de lo que haces.

Pese al aburrimiento o a la sensación de hastío, a las ganas de dejarlo todo e irse, pero sin hacerlo efectivamente, ya que la máxima distancia que recorremos es a la cocina para encontrar un dulce que nos permita seguir con la lucha mental, pero no tomamos la decisión de replantearnos la vida.

El sentimiento de inseguridad y la falta de confianza en sí mismo, asociados a la baja autoestima, provocan que la persona no quiera relacionarse con otros o que lo haga con mucho miedo, o bien que acabe comiendo para pasar el momento de angustia.

El miedo a sentirse un fracaso o a no tener ninguna importancia para otras personas saca a relucir al comedor o bebedor social. Cuando hay más gente, hace alarde de lo que consigue al comer o beber (como si eso tuviera que ser premiado), pues quiere ser más que otros. Quien lo hace es porque se siente muy desvalorizado.

Nos encontramos frente a la desconexión profunda con la vida interna y las necesidades valiosas. Solemos cubrir las necesidades secundarias al cumplir con cierta estética, y no tenemos en cuenta los valores primarios como el amor, la compasión por los otros y por uno mismo o la coherencia en la vida.

Las variaciones en el estado emocional influyen en cómo comemos, por tanto, hay que reparar en por qué lo hacemos: tristeza, miedo, rabia, ansiedad, emotividad, negatividad, frustración, incertidumbre. La mayoría de las veces, cuando es desmesurado, comemos o bebemos para no estar en la realidad.

Ejercicio

1. ¿Qué hábito alimenticio te gustaría cambiar?

_____

_____

2. ¿Qué hábito mental te gustaría modificar? Por ejemplo, ¿tienes pensamientos obsesivos sobre la imagen o la comida?

_____

_____

3. ¿Por qué crees que los mantienes?

_____

_____

4. Si supieras que los pensamientos que tienes sobre el peso o la imagen son sólo eso, pensamientos, ideas o creencias, ¿harías todo lo que te dicen que hagas, por ejemplo, comer, beber, no hacer ejercicio?

_____

_____

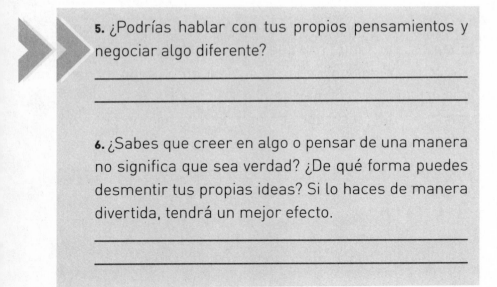

5. ¿Podrías hablar con tus propios pensamientos y negociar algo diferente?

_____

_____

6. ¿Sabes que creer en algo o pensar de una manera no significa que sea verdad? ¿De qué forma puedes desmentir tus propias ideas? Si lo haces de manera divertida, tendrá un mejor efecto.

_____

_____

Todo habla de nosotros; la forma del cuerpo, también

La sabiduría biológica se manifiesta en la forma de nuestro cuerpo. Cada cuerpo es peculiar. Podemos decir que hay tantas personas en el mundo, como maneras de pensar y de sentir; e igual de variadas también lo serán las formas del cuerpo, el cual nos cuenta la historia que lleva guardada; cada célula contiene un mensaje de los sufrimientos vividos y de los logros conseguidos. Por ello, cuando a un cuerpo se le quiere cambiar para alinearlo con la estética, sufre y se resiste. Como ejemplo, hay personas que se hacen un *bypass* gástrico o una liposucción que a corto o mediano plazo les permite recuperar la forma original. Es como querer imponer al cuerpo "como debe ser" en lugar de entender "porque es así". Por tal motivo, se debe dialogar con él para entenderlo y comprenderlo, y llegar a un acuerdo a partir de un trabajo compartido mente-cuerpo. Nada de imposiciones, ya que no son soluciones.

La preocupación por la imagen encubre otras inquietudes más profundas que no podemos mirar de manera franca, ya que nos puede turbar el miedo a no valer lo suficiente, a tener algún fallo, a no ser dignos de amor, al rechazo, al abandono, a no pertenecer al grupo "modelo" o a morir por quedarnos solos.

¿Qué lógica tiene haber pasado años desoyendo los mensajes que te daba tu interior para que, de repente, decidas que tu cuerpo tiene que adaptarse a ciertos cánones de belleza? Si sientes miedo al abandono y eso te angustia, probablemente quieras tapar el agujero existencial con comida, con reuniones con amigos en las que comes o con bebida. Hasta que no solventes tu problema, no habrá ningún tratamiento que perdure.

Las imposiciones estéticas son relativamente recientes. En el Paleolítico, el alimento escaseaba, por lo que había que trabajar físicamente para conseguirlo, además de que no se podía almacenar en el exterior. Éste era almacenado en el interior, en nuestro cuerpo, y se consumía a medida que se requería un gasto energético. Por ejemplo, las mujeres en edad de procrear acumulaban de manera progresiva más grasa alrededor de la pelvis, en la parte alta de las piernas, los glúteos y la parte baja del abdomen. Si un hombre en edad de procrear veía a una mujer con redondeces en esas áreas, recibía el mensaje biológico de que había un terreno fértil y sano, que es lo que importaba para la reproducción.

La biología define los comportamientos y éstos marcan la forma del cuerpo. Una vez más podemos decir que el cuerpo habla lo que su alma le susurra.

Vivimos en una época en la que prestamos poca atención a esa sabiduría y en la que nos peleamos constantemente con lo que vemos en el espejo. Tenemos una imagen ideal de cómo deberíamos vernos, que suele estar distanciada de la realidad. Los morenos quieren ser rubios; los bajos, altos; los muy altos, un poco más bajos; los de ojos cafés estarían encantados con unos verdes o celestes, y los de rizos se ven mejor si se han alisado, y los lacios se rizan. Por supuesto que la grasa nunca se acomoda en el lugar oportuno, y nos quejamos de las piernas flacas y los brazos gordos y viceversa. Es como si de nuestro cuerpo no nos gustara nada. Considero que no nos agrada porque no aprendimos a querernos por lo que somos, sino que aprendimos a exigirnos ser aquello que imaginamos que teníamos que ser.

Debemos aceptar lo que tenemos y no renegar de ello, para mirar lo que se puede cambiar y lo que no, soltarlo. Hay quien lo suelta con cirugías para modelarse a un ideal, y es legítimo, sólo que si la cabeza camina por un lado, el cuerpo volverá a imprimir el conflicto en el mismo sitio o en el espacio que encuentre.

Cada cuerpo, con su forma particular, refleja el equilibrio al que ha llegado a partir de la historia vivida, esto significa que cada mancha nos recuerda una agresión; cada arruga, un sentimiento; la altura, las necesidades de ser vistos o no, y la talla, un mundo de vivencias.

La grasa acumulada nos recuerda que hemos sufrido temor o algún miedo específico, lo cual se traduce en estrés, es decir, en la necesidad de almacenar glucosa para poder luchar y sobrevivir. Eso supone la liberación de cortisol o, lo que es peor, el exceso de cortisol, para retener el azúcar que va a los músculos y sirve de energía para la acción. Y eso muchas veces ocurre por un miedo imaginario o por una pelea imaginaria que se produce sólo en nuestra cabeza, por lo que no hay un gasto energético físico, sino únicamente acumulación. Sí, los miedos se reflejan en nuestro cuerpo, así como la necesidad de protegernos.

LAS VARIANTES CONFLICTUALES DE LA FORMA DEL CUERPO

Hay que comprender que cada persona tiene profundas razones para vivir como vive y que cada cuerpo tiene profundos motivos para ser como es.

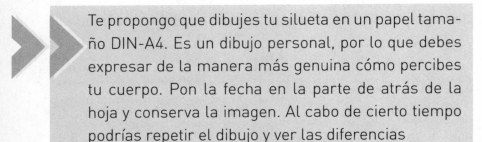

Te propongo que dibujes tu silueta en un papel tamaño DIN-A4. Es un dibujo personal, por lo que debes expresar de la manera más genuina cómo percibes tu cuerpo. Pon la fecha en la parte de atrás de la hoja y conserva la imagen. Al cabo de cierto tiempo podrías repetir el dibujo y ver las diferencias

¿Por qué nuestros cuerpos tienen la forma que tienen? Porque se moldean en función de los conflictos biológicos vividos y, aunque no tengamos el cuerpo que deseamos, podemos estar seguros de que tenemos el cuerpo que necesitamos y que mejor se adapta para lo que tenemos que conseguir. Todo sigue una lógica.

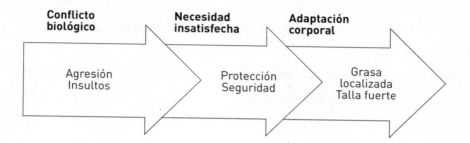

Conflicto biológico — Agresión Insultos

Necesidad insatisfecha — Protección Seguridad

Adaptación corporal — Grasa localizada Talla fuerte

VARIANTES CORPORALES CONFLICTUALES

La localización de la grasa en el cuerpo narra cuál es el conflicto biológico que no se ha podido solventar. El inconsciente tiene una imagen sobre la necesidad que ha de cubrir. Si mi conflicto es que debo trabajar más para pagar mis deudas, el inconsciente entiende que tengo un problema: conseguir el dinero necesario, por lo que me pone en modo trabajar más o hacer más. Mientras mi preocupación por el tema permanezca y me siga acechando la idea en la cabeza, el cerebro continuará operando en modo peligro (no lograrlo traerá las consecuencias de sentirme desvalorizado por no cumplir con el objetivo y ser un fracaso, no poder hacerme cargo de las obligaciones y ser un irresponsable). La pelea interna tiene un foco de atención claro; en este caso son los brazos, porque funcionalmente son los que crean, forjan, elaboran, arman, producen o trabajan. Y esa necesidad interna se intentará cubrir desde el exterior, por lo que el cuerpo responde acumulando grasa en esa zona. Cada sufrimiento tiene un órgano sobre el que manifestarse y eso se corresponde con nuestra forma de vivirlo.

Las formas más frecuentes de cuerpos, tanto en hombres como en mujeres, se pueden apreciar en las siguientes imágenes.

En las mujeres vemos cuerpos con forma rectangular (pilar), de triángulo invertido, tipo reloj de arena con la cintura marcada, óvalo (manzana), triangular con base baja o pera y cuadrilátero.

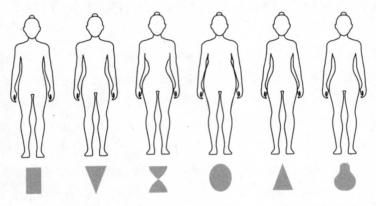

En hombres, por su parte, es frecuente el sobrepeso en un cuerpo redondeado o tipo rectangular. Los cuerpos con forma de triángulo muestran tendencia estrogénica o de testosterona (triángulo invertido).

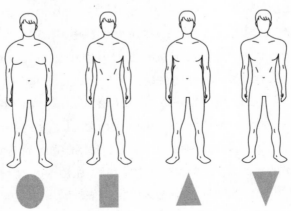

A continuación, veremos algunas maneras en las que el cuerpo se protegerá en una zona específica, es decir, por qué se ubica la grasa en ese lugar y no en otro.

- **Sobrepeso homogéneo:** el cuerpo ha cambiado por completo, por lo que los conflictos se pueden apreciar en su totalidad junto a la necesidad de ser irreconocible.
- **Cuerpo redondeado:** el sobrepeso se ha distribuido de manera uniforme por todo el cuerpo. En la película *Las mujeres de verdad tienen curvas* (2002), se abordan las luchas familiares, la escasez económica y la necesidad de independencia, de Ana, la protagonista, que vive bajo las estrictas normas de una familia que sobrevivió al dolor de la emigración, lo cual hace que se enfrente con su madre y con las ideas de ésta, y que esto se refleje en su cuerpo.
- **Cuerpo tipo columna:** muestra la necesidad de ser y de manifestarse fuerte. Es la "falsa ilusión" de conseguir plantarse en la vida, de poder hacer frente a los otros, de contar con una barrera defensiva para estar protegido frente a los ataques que pueden ocurrir de diversas maneras, incluso saltarse todos los resguardos levantados, ya que entran por la ventana de la psique que muchas veces dejamos abierta.

 Marisa ha sido cuidadora desde que recuerda. Su madre murió al nacer el quinto hijo. Ella era la mayor y tenía 10 años cuando su padre se marchó a otra ciudad para ganar dinero suficiente y sacar adelante a la familia.

Ella y sus hermanos crecieron con una tía soltera de carácter huraño. Marisa era la protectora y asumía todas las responsabilidades para evitar los enojos de su tía contra sus hermanos. Marisa tuvo cuatro hijos, su pareja se marchó y ella sacó adelante a su familia, además de seguir ayudando a sus hermanos, de los cuales dos viven con ella. Su vida ha sido trabajar. No ha tenido un respiro y su cuerpo refleja una profunda necesidad de hacer y de sentir valor a través de lo que consigue, al tiempo que cuida de los suyos.

- **Cuerpo tipo manzana (obesidad androide):** se trata de un cuerpo fuerte y fornido en el tronco, con gran abdomen y piernas relativamente delgadas. El conflicto combina el sufrimiento de resistencia y la desvalorización ante los ataques, en especial el miedo a la familia, porque entre los miembros se encuentra el "depredador". Igualmente, refleja la necesidad de aguantar las dificultades cotidianas como insultos, humillaciones, desprecios, ofensas, descréditos, y de sentir cómo las personas responsables de la protección han dejado de actuar, o incluso el saber que son ellos quienes tienen este comportamiento.
- **Cuerpo tipo pera (obesidad ginoide):** estrecho en la parte superior y que comienza a ensancharse desde el ombligo. La grasa se acumula en el abdomen bajo y la pelvis, e indica la vivencia conflictual de desvalorización en lo concerniente a la vida y a sentir que no se está seguro porque el depredador puede aparecer.

A menudo este tipo de cuerpo se da en mujeres que han vivido tocamientos sexuales y que tienen la necesidad de proteger más la parte inferior del tronco.

 Viviana tenía seis años cuando su tío materno comenzó a tocarla. Lo peor vino cuando al decírselo a su madre, ésta le dijo que no le creía y que bastante hacía su tío cuidándola cuando ella trabajaba. Pasaron más de 20 años hasta que pudo verbalizar lo que sentía. Lo hizo en un grupo de autoayuda al que acudió para sanar su compulsión hacia la comida. Aunque no era a diario, los atracones la preocupaban. Éstos están en relación con un evento, el cual le provoca repugnancia. En el conflicto y en el cuerpo, si se leen bien, se puede encontrar la vivencia dolorosa que registró el inconsciente y que aún no ha sanado.

- **Cabeza grande o hinchada:** conflicto que surge al proteger ideas, pensamientos o decisiones. Puede manifestarse en personas que se han visto obligadas a renunciar a su espiritualidad o su manera de pensar, o bien que han tenido que asumir ideas de las que no están convencidas.
- **Cuello:** conflicto que surge por la necesidad de proteger la zona de comunicación. Se presenta en deportistas que por el entrenamiento desarrollan un cuello ancho al mantenerse preocupados por ser más fuertes o por querer ganar más.
- **Espalda dorsal:** acumular grasa en la espalda puede servir para reforzar la noción de ser el pilar y sostén de

la familia, es decir, cargarse todo a las espaldas para aguantar los golpes. También cubre la necesidad de sentir que se carga el pasado y se demuestra que se es suficiente, autónomo y sacrificado. A menudo este tipo de localización va acompañado de un conflicto de rendimiento en el que la persona ha experimentado desvalorización ante las pruebas que ha de superar cuando se carga todo a las espaldas. El resultado en personas que viven el conflicto de manera reiterada son microfracturas en la columna vertebral, lo que conlleva tomar una postura de decaimiento o joroba.

- **Espalda lumbar:** conflicto de impotencia ante las dificultades y la sensación de debilidad en la vida, de no poder mantenerse estable ante los embates cotidianos. Manifiesta la necesidad de firmeza y apoyo. La columna vertebral, en la zona lumbar, es el espacio de descarga del peso del tronco y de la parte superior de las caderas, por ello representa sentir el apoyo para poder descargarse.

- **Tórax:** conflicto de agresión en el tórax, ya sea que provenga del exterior o del interior. La grasa homogénea en la parte superior del tronco cumple la función de dar seguridad y de mostrar la fortaleza o la protección de los sentimientos.

- **Senos:** en una etapa de la vida se acumula grasa para la lactancia. Sin embargo, el engrosamiento de los pechos también se puede producir por la necesidad de proteger al otro. Por ejemplo, cuando un hijo tiene una dificultad, un accidente, una enfermedad, problemas emocionales o adicciones, o cualquier evento que la madre considere que lo pone en peligro. El perfil de este tipo de mujeres es la tendencia a cubrir su necesidad de estar al servicio del otro, de proteger, cuidar, dar u ofrecer lo mejor a los demás, olvidándose de sí misma.

Silvia, de 59 años, ha tenido normopeso casi toda su vida y una buena talla de brasier. En los últimos tres años ha experimentado un gran cambio en su vida y en su cuerpo. Sus dos hijos se marcharon a vivir a otros países y Silvia exterioriza con el aumento de cuatro tallas de brasier su preocupación por que no les pase nada y estén bien cuidados. Por supuesto que expresa lo feliz que está de que a sus hijos les vaya muy bien, aunque su cuerpo manifieste lo contrario. El cuerpo nunca miente; la cabeza, tampoco, aunque a veces, puede confundirse.

- **Brazos:** conflicto de resistencia con necesidad de pelear, luchar y vencer. También manifiesta el esfuerzo en la acción. Los brazos nos permiten conseguir, mediante el hacer, todo aquello que facilita la supervivencia y, más tarde, la realización de la vida. Podríamos decir que sirven para buscar el alimento y para comunicarnos. El sentido biológico de unos brazos muy rellenos, como tipo columna o como los de las personas que trabajan haciendo una actividad física, es que son fuertes para realizar un gran trabajo que requiera demasiada fuerza. En mujeres postmenopáusicas,

HAMBRE EMOCIONAL

ante la bajada de estrógenos, el ensanchamiento de los brazos viene acompañado de una tendencia a movernos de manera más brusca o fuerte, y a tener comportamientos más masculinos.

- **Abdomen con panza que simula un embarazo:** la grasa es subcutánea. Este tipo de vientre narra la historia de los embarazos deseados, pero no gestados. Es sencillamente desear tener un hijo o querer tener más, pero que por cubrir necesidades materiales, profesionales, sociales, personales o familiares no se ha podido concebir, ya que se ha priorizado otro tipo de vida. Asumir otras prioridades no significa que el inconsciente biológico olvide cuáles son las necesidades para la supervivencia de la especie.

- **Abdomen hinchado con circunferencia ancha en la cintura.** Para desarrollar este punto se deben comentar otros factores que van más allá de la simple acumulación de grasa abdominal, los cuales se precisan a continuación:

  - Esteatosis hepática o hígado graso (abdomen): aunque se inicia con poca o nula sintomatología, progresivamente se va haciendo evidente la acumulación de grasa en los hepatocitos, con la manifestación de una barriga muy hinchada, como a punto de estallar. Se presenta en personas que beben muy poco o nada de alcohol y se produce ante la reiteración del conflicto. El sufrimiento es constante y el órgano acaba por no funcionar debidamente. Existen diversas razones conflictuales:

172

el hígado no es apto para trabajar correctamente (desvalorización), pues no puede digerir y se siente incapaz de metabolizar adecuadamente; también puede deberse a que la persona piensa que critican el tipo de comidas que hace, ya que es malo para su salud, por lo que acaba pensando que la ingesta es inadecuada y siente que hace trabajar demasiado al órgano; igualmente es problemático sentir que se ingiere azúcar en exceso sin poder metabolizarlo, lo cual genera enojo. Es frecuente que alguien con una gran barriga sienta rabia al mirar a los delgados comer.

- La hinchazón puede deberse a la combinación de tres conflictos: 1) la carencia en el hígado, 2) la vivencia de un ataque en el abdomen, por ejemplo, sentir que hay algo que no va bien y que se experimenta en soledad, y 3) una inflamación hepática ligada a ascitis o una acumulación de líquido en el peritoneo. Cuando hay hinchazón por aire, se presentan flatulencias, digestión lenta y cambios en la defecación. Es probable que se deba al pensamiento de que "no se puede avanzar en los proyectos de vida".

- Acumulación de grasa alrededor de las vísceras abdominales como en el intestino. Las dos hormonas inductoras son la insulina y el cortisol. Los conflictos (de oposición, lucha, resistencia o de peleas imaginarias o reales) hacen que, primero, la insulina disminuya y, luego, se secrete en mayor cantidad; y el cortisol se genera con la vivencia de sentirnos en peligro.

No hay que olvidar la función del intestino en la producción de serotonina u hormona de la felicidad, y la inervación que ésta produce sobre los demás órganos. La ubicación de grasa entre la pared abdominal y esta región de nuestro organismo, que se encarga de la aceptación o no de las experiencias de vida y, fundamentalmente, de la asimilación y transformación de lo que nos ocurre, podría estar en estrecha relación con sentirse empequeñecido al no poder gestionar muchos de los problemas que toca atravesar o al percibir que todo se estanca y es difícil hacer avanzar los proyectos. Es la zona que, tanto biológica como metafóricamente hablando, nos separa de las emociones y nos protege de tener que mostrarlas o sentirlas. No siempre podemos decir lo que sentimos ni sentir lo que decimos.

- **Arriba de la espalda y debajo de la cresta iliaca:** esta zona, llamada "asas del sexo", requiere de tejido adiposo para que otra persona pueda asirla con las dos manos. Refleja conflictos de inestabilidad en la pareja y de dependencia afectiva, con necesidad de seguridad en la relación.
- **Pelvis:** necesidad de mantener la capacidad energética de la maternidad e indicar la disponibilidad para la procreación.
- **Pelvis y parte alta de los muslos:** refiere vivencias de agresión sexual, tocamientos, abusos o miedo a

ser agredido, con necesidad de protección en la zona perigenital.

 Patricia siempre usa pantalones, pues cuando se pone un vestido, sus muslos se rozan entre sí por la grasa acumulada en la zona alta de las piernas. En la adolescencia su cuerpo cambió y sus piernas se cubrieron de grasa, algo que le disgusta. Al explicarle el conflicto, se da cuenta de que siente un rencor inmenso hacia su hermano mayor, quien desde pequeña le tocaba los genitales y las piernas a la hora de estar en la mesa. Patricia vivía con terror las miradas de su hermano y el momento de sentarse a comer era espantoso. Comenzó a poner excusas para ausentarse de la mesa. Comía a escondidas, dándose atracones que acababan con vómitos.

- **Caderas (zona exterior):** reiterados conflictos de desvalorización por sentirse fea, los cuales se reflejan en unas piernas gruesas, anchas y pesadas. Se hace manifiesta la autoagresión.
- **Glúteos:** necesidad vital de encontrar una pareja y para demostrase a uno mismo que se tiene la capacidad de seducir al otro. En algunas culturas, una zona glútea bien cubierta es signo de salud y de bienestar económico. Por ejemplo, Mamá Benz es el apodo cariñoso con el que se conoce a las mujeres africanas fuertes, influyentes y que controlan las transacciones comerciales en los mercados africanos.

- **Piernas:** conflictos de rendimiento para avanzar en la vida. El sentido biológico de unas piernas gruesas, tipo columna, es que sean tan fuertes como para soportar todo el camino por andar, es decir, ayudan a no detenerse en la vida.
- **Rodillas:** sentirse disminuido por no poder asumir las decisiones propias y tener que someterse a las peticiones de otros.
- **Tobillos:** desvalorización por sentirse inestable al avanzar por la vida. Miedo a percibir la fragilidad ante lo inesperado del camino.

Tu cuerpo se ha conformado a partir de conflictos, miedos y necesidades, por tanto, la forma que tiene es la que mejor se adapta a la vida que estás forjando. Cuanto más te critiques, más miedo y estrés vivirás. Si quieres que cambie, cambia de vida. Pero si no quieres renunciar y soltar lo que estás viviendo, aún te queda un paso por realizar: hacer un duelo por lo que no puedes conseguir. Ésa es la invitación.

CUERPO IDEAL *VS.* CUERPO REAL

Para el niño, el rostro de sus padres que lo miran con amor es el espejo de su cuerpo en orden.
FRANÇOISE DOLTO

Una persona que acepta su cuerpo no controla ni busca la perfección en su imagen, ya que se permite ser ella misma aun sabiendo que tiene aspectos muy buenos y otros que no lo son tanto, pues en general está satisfecha. Control es igual a juicio, y esto se vive como una agresión. El maltrato puede venir acompañado de frases como "qué horror de cuerpo" o "menuda asquerosidad de piernas o de panza". Aceptarse es valorarse, a la par que se sueltan los conflictos de degradación, disminución, agresión, soledad, etcétera.

El espejo que miras hoy lo materializaron los ojos de los padres, tutores o personas importantes en nuestra vida. Sus ojos nos transmitieron aceptación o rechazo y, en gran parte, eso es lo que vemos en la actualidad.

Está lo que te gustaría contra lo que hay. La eterna pelea entre deseos y realidades que se contraponen y que están mal gestionados por las modas, las tendencias, la publicidad y los medios. Hoy son las redes las que incitan a buscar una talla que justamente no es la que ocupamos, pero sí la que anhelamos.

Cuando te miras al espejo, si es que puedes hacerlo (pues hay personas que llevan años sin mirarse), ¿hay alguna parte de tu cuerpo que te desagrada? Si pudieras cambiar algo de tu cuerpo, ¿qué sería? Si pudieras nacer a partir de tu biotipo humano ideal, tal como tú deseas, ¿cómo estarías construido?

¿Hay algo que te guste mucho de tu cuerpo? Si es así, guárdate la información como un recurso.

El desacuerdo entre estas dos partes, real e ideal da como resultado un conflicto de imagen. Se rechaza lo que se ve y sobreviene la necesidad de colocar más grasa para protegerse de la agresión inconsciente. Si el sentimiento de malestar con el cuerpo viene acompañado de la sensación de asco, repulsión, susto o aversión, se produce una bajada de azúcar en la sangre porque se ha activado un conflicto. Por ello, el páncreas comienza a secretar glucagón con efecto en el hígado, que es el proveedor de la energía para la lucha.

Ahora ya sabes que mirarte con malos ojos no te sirve de mucho, e incluso agrava las cosas, de ahí que debas amigarte con un cuerpo. Si comienzas a valorar que él trabaja para ti las 24 horas del día, los siete días de la semana durante toda tu vida, comprenderás que posee un valor incalculable. Igualmente, hay que reconocer que no hay otra máquina más perfecta que el cuerpo con el que hemos venido a pasear por la vida y que la forma que tiene ha sido moldeada por los conflictos del pasado. ¿Hay algo más perfecto que esto?

Valora su sabiduría, pues él sabe cómo repararse cuando te rompes algo por dentro o por fuera, más allá de la ayuda que le brindemos. Si comes algo tóxico, está dispuesto a provocarte vómitos o diarrea para eliminar lo que te hace mal. Si te sientes frágil, hará lo posible para ponerse fuerte mediante un programa de reparación. Si te sientes solo a nivel psíquico, buscará la manera de ponerte en un medio seguro, rodeando tus células con agua, que es el primer medio que conocimos cuando estábamos en el vientre materno. Si necesitas correr para huir del depredador, acelerará tu respiración y tu ritmo cardiaco para que tengas la mejor estrategia de supervivencia. Aunque no hagamos nada, él está cumpliendo constantemente con las peticiones físicas y psíquicas.

Más que tener en mente lo que queremos, hay que aceptar lo que se tiene. El cambio es posible, aunque a veces suponga renunciar a que las circunstancias no sean como pretendemos. Sólo así pueden empezar a cambiar.

Ejercicio

Realiza el siguiente ejercicio siempre que te sea posible y en la medida en que te sientas preparado.

- Escribe una carta a tu cuerpo. Anota todo lo que no te gusta y lo que quieres modificar. Exprésale el motivo.
- Léela en voz alta.
- Ahora escribe lo que te gustaría tener y, en específico, el cuerpo que te gustaría.
- Lee la carta nuevamente en voz alta. Al terminar, puedes pronunciar la siguiente declaración:

Me acepto cuando amo mi cuerpo y cuando lo aborrezco. Ésa/ése soy yo, con mis fortalezas y mis debilidades, con mi coherencia y con mis incongruencias, con mis dolores y mis alegrías. Todo me ha conformado y con todo puedo construir la vida que quiero vivir.

Me amo y me acepto cuando me desprendo del resultado que quiero para mi cuerpo y cuando le puedo dar la bienvenida para que sea como quiere ser.

Me amo y me acepto aunque, de manera inconsciente, no supe, no pude o no quise trabajar mis conflictos para ayudar a que mi cuerpo se encamine hacia la salud de manera natural.

Me amo así, tal cual soy.

Ejercicio

1. Retoma el dibujo de tu silueta y sombrea con colores las zonas donde consideras que hay exceso de grasa o una distribución que no te gusta.

2. Presta atención a lo que sientes cuando observas o pintas la silueta. Escucha las señales corporales y las emociones que se despiertan.

3. Usa tu imaginación para transformar el dibujo, deja que la creatividad te acompañe en el camino amoroso hacia ti al darte todo lo que necesitas. No hay límites, llega hasta donde desees. Lo importante es transformar los sentimientos negativos para llegar a la aceptación.

4. ¿Cómo te sientes? Deja salir las emociones.

De cómo comes lo que comes

SOBRE LA FORMA DE COMER Y LO QUE COMEMOS

Todo lo que hacemos habla de nosotros. La manera de comer es una metáfora de lo que vivimos, de lo que amamos y cómo nos amamos. Conseguimos aceptarnos cuando dejamos los dramas y nos centramos en la felicidad de sentirnos vivos, sin sufrimientos y reconociendo que dentro de nosotros hay recursos inmensos. Cuando conseguimos dejar las culpas, nos perdonamos y abandonamos la necesidad de que las cosas sean diferentes. La historia es la que es y ha sido así porque es lo mejor que supimos y pudimos hacer en el momento en el que la vivimos.

Comer de manera compulsiva y sin gozar sanamente nos muestra lo difícil que será la primera relación con nosotros mismos, y si no podemos relacionarnos sanamente con nosotros, menos lo haremos con los otros.

Comer puede manifestar las muchas tensiones que se han acumulado. Puedes mirar si comes por tensión o por hambre física, por ejemplo, ¿has experimentado comerte un bote de helado hasta acabarlo en plan Bridget Jones? ¿Qué emoción estabas sintiendo antes de abrir el bote? ¿Qué miedo o conflicto estabas viviendo? ¿Fue justo cuando tu pareja te dijo que, aunque te quiere mucho, prefiere irse para no hacerte daño? O quizás, ¿los jefes te devolvieron un informe y te has enfadado? Estas situaciones resultan ser muy frecuentes. Estrés, rabia, miedo, cansancio, falta de sueño y comer se asocian hasta alcanzar el sobrepeso. Cuando estamos cansados o faltos de sueño, nos sentimos como cuando tenemos bajo el azúcar y por ello buscaremos comer algo dulce. El azúcar fue nuestro primer alimento, por lo que cuando estamos bajo estrés lo buscaremos para sentir cierta calma y tranquilidad, sabiendo que contamos con la cuota de energía ante el desgaste que nos espera.

Desde que fuimos concebidos, nuestro cuerpo nos indicó las calorías necesarias para la supervivencia. Por ejemplo, cuando comenzamos a comer, aprendemos a asociar el tener el estómago lleno con bienestar, calma, plenitud y confianza. De igual manera, si se registra falta o carencia alimentaria, se empieza a sentir nerviosismo, inseguridad, intranquilidad o desconfianza. Estas memorias las llevamos bien guardadas. Comer es algo natural, por lo que un bebé o un niño pequeño sólo comerá lo que necesita. Si nos desajustamos del comportamiento natural de la ingesta, es porque necesitamos obtener la seguridad que no hemos conseguido desde el interior de nuestro propio ser.

Por alguna razón nuestro niño interior se ha quedado hambriento, principalmente de amor y afecto, de caricias y de intimidad, y la comida puede ser un modo para compensarlo y sentir que lo controlamos. Sin embargo, amor y compulsión o amor y miedo no pueden estar juntos.

COMER EMOCIONAL Y NERVIOSO

Comer, como hemos visto, implica la puesta en marcha de nuestro cerebro y la activación del sistema hormonal y neuroendocrino, el cual secreta serotonina, que produce la sensación de felicidad, y dopamina, que activa el circuito de recompensa. Son los neurotransmisores implicados en el hambre emocional. Pero ¿por qué aparecen? Porque las emociones parten del cerebro, de unas sustancias o péptidos llamados neurotransmisores, que nos hacen sentir de determinada manera. Por ejemplo, la dopamina nos indica que estamos experimentando algo de forma placentera, por lo que para volver a sentirnos bien tenderemos a facilitarnos lo que nos calmó.

Hay hábitos, conductas o alimentos que estimulan la secreción de determinados neurotransmisores, los cuales nos hacen percibir sensaciones de varios tipos, y cuando éstas son agradables las queremos repetir, ya que nuestras células se hacen adictas y se produce una necesidad a la que no sabemos decirle que no. Por ejemplo, alguien puede ser adicto al enojo, a la tristeza, a la pareja o al deporte, y repetirá conductas para que estas sensaciones se reproduzcan. Aunque nos cueste creerlo, necesitamos la dosis de la emoción a la que somos adictos. Hay quien pelea continuamente, pues su cuerpo sabe que después de una discusión se calma la ansiedad. Otros hacen pesas compulsivamente, y otros se comen una bolsa de papas fritas o un pan, que son alimentos procesados, faltos de nutrientes y cargados de glutamato monosódico, el cual da un sabor agradable a las papilas gustativas, produciendo la secreción de neurotransmisores y estimulando la adicción al producto, ya que calma la ansiedad o el estrés. Sin embargo, los productos procesados generan mucha más insulina que el azúcar y eso hace que se acumulen grasas en mayor proporción respecto a otros alimentos.

BUSCAR LA CALMA A TRAVÉS DE LA COMIDA

Imagina que sales del trabajo con preocupaciones, por lo que tu cerebro angustiado necesita calma. Así que, de manera automática y sin pensar, entras en un local de comida rápida o te acercas a una máquina expendedora y compras "comida basura". ¿Por qué se le llama comida basura? Porque contiene carbohidratos y grasas aderezados con glutamato monosódico, por lo que da igual que comas una hamburguesa, una pizza, una sopa instantánea o compres un bote de tomate frito, todo contiene el mismo producto con distintos sabores que van a accionar dos sistemas. Por un lado te calma, ya que se secretan endorfinas, y te sientes mejor o más liberado; y por otro, sigues comiendo porque es una comida que no te nutre, sino que únicamente te llena y sientes muy pronto avidez. Debido a que el cerebro sigue sintiendo apetito de buenos nutrientes, te sigue pidiendo comida. Por tanto, ingresas más calorías, estimulas la insulina, engordas y no te nutres. Y como son estimulantes no hay un sueño reparador, y ya sabemos que el insomnio es causa de mayor ingesta. Una rueda que hay que desactivar para poder normalizar el peso.

Otro factor es el déficit de serotonina, algo muy común en la actualidad y que puede llevar a sentimientos negativos, irritabilidad, preocupación, desconfianza, pesimismo, hostilidad y tristeza. También puede producir compulsiones por falta de control de la impulsividad, así como obesidad y ansiedad. Una tasa baja de serotonina se ha asociado a trastornos digestivos y estreñimiento, junto a los famosos atracones y a la necesidad imperiosa de carbohidratos, sobre todo de dulces. Estos alimentos actúan como calmantes temporales porque te sientes mejor por un rato. ¿Quién no conoce la sensación de calma y placer después de comer un chocolate? Dura poco, ya que los niveles de serotonina se agotan con rapidez, para posteriormente sentir un profundo cansancio y molestia interna. A veces aumentamos el malestar juzgándonos y culpabilizándonos por haber comido lo prohibido.

Por otro lado, la dopamina también se ha estudiado respecto a sus efectos en la conducta alimentaria o en cualquier acción que dé placer. Al comer algo muy picante se produce una sensación de calor en la boca, no porque el alimento esté caliente, sino porque contiene un compuesto llamado capsaicina, cuyos receptores son los del dolor. La respuesta a la sensación de dolor es la liberación de endorfinas y de dopamina, que combinadas dan la impresión de gran euforia. La misma sensación se consigue con wasabi, mostaza y mentol, el cual contiene otra molécula, el isotiocianato, que produce un frío quemante. Si sentimos un inmenso entusiasmo, lo que queremos, desde nuestra tendencia hedónica sadomasoquista, es seguir sintiéndonos bien, por lo que el consumo aumenta y el sobrepeso aparece. Repetir y seguir sintiendo placer.

Martín, de 45 años, presenta sobrepeso desde la adolescencia. Adora el picante y tiene una botella de salsa en el trabajo, por si acaso. Nunca estará desprevenido. Aprendió a comer picante con su padre, quien "enchilaba" todo para cambiar lo que vivía. Su madre siempre encontraba una excusa para maltratar a todos incluido su padre, que era muy sumiso. Insultos, menosprecio, humillaciones y golpes era lo que se "comía" diariamente. Él intentaba proteger a sus hermanas de las palizas, ofreciendo su cuerpo, el cual tenía que ser grande para levantar un muro contra la ira de su progenitora. Martín sabe que se excede con las comidas, pero no puede remediar su compulsión. No obstante, ha aprendido que no fueron su culpa muchas de las situaciones que vivió, como el suicidio de la hermana pequeña ni la marcha de su padre o el ambiente en el cual creció. Así que ha empezado a sentir compasión y amor por sí mismo, y a perdonarse por lo que hizo y no hizo, a entender la dinámica familiar y a soltar los kilos que ya no le tienen que proteger de nada. Ha iniciado una transformación.

¿CÓMO COMES?

Las formas de comer influyen en tu bienestar físico, psíquico y comportamental. Las ingestas mal reguladas y los cambios en el comportamiento alimentario tendrán un fundamento importante en la sobrecarga ponderal.

- **Picoteo:** se come sin hambre y en pequeñas porciones mientras se está haciendo algo. No se tiene en cuenta qué se está ingiriendo. Es un comportamiento que lleva al placer inmediato y a la necesidad de hacer algo para llenar un vacío. Tener algo en la boca es una especie de regresión a estadios tempranos de carácter oral; en momentos se presenta por miedo al abandono o por temor a encontrarse solo, por lo que se vuelve imperioso distraerse del dolor.
- **Comer rápido:** se come con o sin hambre, muy rápido y sin masticar. Quien come así ha tenido dificultad para obtener el alimento porque tenía hermanos mayores que lo hacían antes o les quitaban la comida, o porque en casa iban de prisa y no había tiempo para acabar el plato, o por recuerdos de carencia. En suma, se trata de comer antes de que retiren el plato o de que la comida desaparezca. Igualmente, pasa cuando se rememora la ausencia de un proveedor de recursos seguro y fiable, por ejemplo, los padres, que unos días trabajan y otros no, así es que a veces hay comida y otras ocasiones sólo sobras. Existe una falta de confianza en la función paterna.

- **Hiperfagia:** es comer en grandes cantidades o atiborrarse de comida de forma regular, o al menos dos veces a la semana. Los platos que se devoran son inmensos, pues se necesita ver que hay mucha comida para sentir seguridad, asimismo, el tenedor o la cuchara deben contener una gran cantidad de alimento. El plato debe quedar limpio. Se desea llenar un vacío emocional ligado a recuerdos de carencia por falta de comida en la infancia o por dietas restrictivas. Al respecto, se deben revisar los conflictos de pobreza y las creencias familiares acerca de que la comida ayuda a mejorar toda enfermedad y que cualquier alimento es saludable. Este síntoma lo presentan las personas que de niños eran tranquilizados con comida y que no han podido regular sus pulsiones orales.

- **Comer con ansiedad:** se entra en una espiral de ansiedad por determinada comida o por el simple hecho de comer. Si es por esta última razón, ocurre cuando a una persona se le restringe la comida y no cuenta con ella, así que tendrá un miedo anticipatorio de que en el futuro carecerá del alimento necesario. Es un temor profundo a que el cuerpo se vea dañado por la privación y por sufrir dolor, el cual lleva a comer compulsivamente para almacenar por si hubiera tiempos difíciles.

- **Antojo:** es comer con ansiedad algo que nos gusta mucho o que sabemos que nos calma, como los dulces, los carbohidratos o productos grasos. A diferencia del comportamiento anterior, se come para conseguir "bienestar", con el objetivo de calmar un dolor o una angustia.

- **Ansia por dulce:** es la necesidad de calmar la ansiedad y el estrés con azúcar. En el momento en que se percibe un peligro, ya sea real o imaginario, se pone en marcha el sistema nervioso simpático y se libera cortisol, entre otras sustancias químicas. Esta hormona facilita la acumulación de grasa abdominal, que no es buena, por lo tanto, el estrés significa sobrepeso, ya que no se ha quemado el azúcar que ingerimos. Los niveles de insulina aumentan y hay mayor captación de azúcar, lo que genera hiperglucemia. Al subidón inicial, al cabo de dos horas, le sigue un bajón estrepitoso con hipoglucemia, que incita a comer compulsivamente algo dulce o con hidratos de carbono refinados o grasas. Ahí comienza la ingesta de pizzas, pasteles, mermeladas, cremas, helados, pastas, chocolates, etcétera. La sensación de energía inicial, tanto en el cuerpo como en la mente, viene acompañada de una bajada de energía y cansancio, debido a que estas sustancias no aportan nutrientes, además de que impiden la metabolización de minerales y generan adicción por el recuerdo del buen momento.
- **Comedor social:** estas personas mantienen una adecuada ingesta hasta que se encuentran con amigos y en ese momento se descontrolan. Es una forma de calmar la inseguridad o la debilidad, por ejemplo, sentir que no se está a la altura, hacer una demostración de valor o de fuerza con el típico "me comí 14

salchichas", o una forma de llamar la atención para ser notado. Desvalorización, sensación de soledad, vacío interior, no dar la talla, inseguridad o tapar un comportamiento de timidez, en todos los casos se come para colmar un dolor invisible, y para fingir que se está bien y se controla la situación.

- **Trastorno por atracón:** implica comer con voracidad debido a la sensación de hipoglucemia, la cual se activa por un conflicto de miedo relacionado con el asco o la repugnancia, o bien con la necesidad de oponerse y resistir. En este conflicto se desencadena la reacción.

- **Chocomanía:** el chocolate es un excelente alimento siempre que se consuma en la justa medida. En general, se ingiere en los momentos de carencia afectiva o de añoranza por un tiempo pasado. Se considera un calmante de dolores y promotor de la felicidad, que le sirve a uno para apaciguarse y desestresarse. Si los padres o tutores daban dulce o chocolate para calmar a un niño nervioso o que lloraba, en la cabeza se asociará la idea de calma cuando se consume.

- **Comedor nocturno:** son personas que, aunque han hecho sus comidas normalmente, a las cuatro o cinco horas de haberse dormido, se despiertan para comer algo que, por lo general, contiene azúcares y grasas. Lo hacen casi como sonámbulos. Dormir es un proceso que se produce en vagotonía, en el que necesitamos soltar el control y dejar que el cuerpo se recupere. Cuando nos despertamos a la mitad de la noche, es porque se ha roto esa vagotonía, lo cual significa que hay un pico de estrés. Lo interesante es saber qué está activando el despertar o qué preocupaciones, ideas o problemas se están viviendo para que no haya una relajación total. No hay que olvidar que cuando estamos en lucha, usamos el azúcar como reserva energética para la pelea. ¿Con qué peleas en tu vida?

Cuando comemos lo hacemos por dos razones: por hambre física o por hambre emocional. Cuando es hambre física, hay muchas señales que nos avisan que se necesita ingerir alimento para recuperar las reservas, sin embargo, hay muy pocos mecanismos de saciedad. Al comer rápido, en grandes cantidades, atiborrándonos o dándonos un atracón, estamos saciando el hambre física e intentando calmar la emocional, pero los mecanismos reguladores de la saciedad cerebral tardan en comunicar la plenitud estomacal, y por ello se sigue comiendo. Es importante aprender a conocer los límites de nuestro organismo y a gestionar una buena construcción corporal para tener salud física y emocional.

Las preferencias alimentarias

La sensación de sabor de cada persona es como un copo
de nieve o una huella digital, y así es construida, en parte
por los genes, pero en gran parte por la experiencia.

JOHN MCQUAID

POR NUESTRAS ELECCIONES
NOS CONOCERÁN

El escoger unos alimentos o preferirlos sobre otros habla
de nuestra construcción interna, ya que nuestras células
serán alimentadas a partir de la asimilación y transformación de éstos. Los alimentos o son deseados o son rechazados, al igual que las experiencias de vida. El tipo de
alimentación que acostumbramos contiene un carácter
físico, psicológico y simbólico. Cada día podemos escoger
diferentes alimentos para compensar una falta o una necesidad interior.

Para elegir, usamos el sentido del gusto que va asociado al del olfato, que combinados representan un factor

importante para la supervivencia, ya que todos los seres vivos necesitamos detectar dónde se encuentra el peligro que podría dañar nuestro organismo.

Hemos aprendido a vivir alrededor del alimento y, por ello, hay una fuerte influencia entre la comida, el psiquismo y la cultura. Por ejemplo, en el Mediterráneo, la pasta y el pan, que contienen gluten al estar elaborados con trigo, representan la unión familiar.

Un alimento puede ser muy deseado, pero puede provocar un problema de salud o no nutrir, como las comidas procesadas. En general, cambiamos nuestros gustos alimentarios, por lo que algún alimento que nos gustó mucho ha dejado de apetecernos y otros que no comíamos ahora nos agradan sobremanera.

Preferir cierto tipo de alimento podría deberse a que nuestro campo de información es limitado. Si por ejemplo nuestra mira se enfoca en que las papas fritas o a la francesa son las que nos gustan, cuando nos ponen un plato de verduras o lentejas asumimos que no nos va a agradar.

Igualmente, podemos entrenar a nuestro cerebro para que acepte nuevos sabores. Sanar también consiste en poner orden donde hay desorden. Ésta es una de las situaciones en las que se han de ampliar las perspectivas con relación a la comida.

Un niño que sólo come un tipo de comida y no prueba otras está bloqueado en algún aspecto de su vida. Lo normal es que le guste una dieta rica en calorías, energética, con grasas y azúcares, porque es lo necesario para su desarrollo.

Las preferencias alimentarias

La fórmula mágica para una correcta nutrición consiste en encontrar un equilibrio entre hidratos de carbono y proteínas y grasas, incorporados a través de frutas, frutos secos, verduras, alimentos con fibra como lentejas o garbanzos, carnes blancas, azules, rojas, huevos, lácteos y agua.

El cuerpo es como una computadora a la que si le entra un virus, deja de funcionar correctamente. Eso ocurre cuando le damos comida de mala calidad o alimentos procesados que no cuentan con los nutrientes adecuados para reparar y sanar. Cuando hacemos un *reset*, es decir, una limpieza profunda, comienza a funcionar.

¿Qué ha ocurrido para que tu cerebro te pida algún tipo de alimento en concreto? Observar cuáles son tus pulsiones alimentarias te ayudará a ver el significado inconsciente de la petición, que a menudo se corresponde con el estado de conflicto en el que te encuentras. A continuación presento una lista breve de simbologías de algunos alimentos. Esta mirada no busca descodificar, sino ver la relación de una conducta (gusto específico) con una imagen simbólica o un significado otorgado por un grupo.

Podrías preguntarte, ¿por qué se asocian los crustáceos con el miedo? Por la forma de su cuerpo, pues para protegerse han necesitado de un caparazón o una piel fuerte.

Son muchas las opciones, pero aquí sólo pongo unos cuantos ejemplos:

- **Amargo:** liberación de estrés, necesidad de eliminar enfado, ira, rencor y aprender a perdonar. Estimula el hígado y la vesícula biliar.

- **Ácido:** limpieza de lo tóxico de la vida. Estimula al hígado y mejora la digestión.
- **Limón:** en el cuerpo produce la alcalinización de la sangre, ayuda a depurar y desintoxicar el organismo y mejora el sistema inmunitario. Se asocia con la necesidad de protegerse y limpiarse.
- **Picante:** anhelo de calma, alegría y satisfacción inmediata. Su consumo ayuda a secretar endorfinas y dopamina.
- **Alimentos blandos y cremosos:** anhelo de volver a ser un bebé sostenido por los cuidadores.
- **Salsas de cualquier tipo** (kétchup, mayonesa, mostaza, tabasco, wasabi, salsa de soya, vinagre, salsa de ostra): necesidad de modificar la realidad de la vida. "Lo que tengo no lo quiero y lo que quiero no lo tengo".
- **Gluten:** asociado a unir, por ejemplo, a la familia.
- **Cereales:** refiere al padre, ya que el primero en cosecharlo fue el hombre.
- **Azúcar:** refiere a la madre, debido a que la lactosa es el primer azúcar para el bebé.
- **Sal:** se relaciona con el padre.
- **Leche:** relación fraterna, por lo que simboliza a la madre.
- **Quesos:** necesidad de transformación de la madre, ya que es la leche transformada.
- **Carnes:** necesidad de contar con una estructura sana (las proteínas conforman la estructura o pared celular).

- **Grasa animal:** es la memoria familiar que ha servido para protegernos y para proteger a las generaciones pasadas.
- **Pescados:** búsqueda interior, el útero semeja el medio marino.
- **Crustáceos:** miedos.
- **Huevo:** la yema es el yo profundo.
- **Omelette o tortilla:** necesidad de mezclar el yo con otros, ya que clara y yema están revueltos.
- **Alcohol:** la dependencia emocional. Es un liberador grandioso o desinhibidor, aunque esclaviza.
- **Aceite de oliva (omega):** calma el sistema nervioso. Culturalmente quiere decir pacificación.
- **Paté de hígado:** salir de la carencia. Necesidad de transformar la pobreza.
- **Ahumados:** necesidad de transformación para cambiar lo no aceptado.
- **Fermentados:** necesidad de modificar la estructura para aceptar y asimilar la vida tal como es.
- **Papas fritas o alimentos procesados:** no se acepta la vida y se requiere una transformación.
- **Frutas:** aportan seguridad y refieren la sobrevivencia.
- **Chocolate:** felicidad (contiene triptófano que genera serotonina).

Puedes utilizar esta lista para observar qué alimentos prefieres y cuáles rechazas, para que así puedas formular la pregunta que te ayude a conectar con alguna tarea interna que se vincule con la alimentación y las relaciones

y que aún esté sin resolver. Por ejemplo, si no comes productos con gluten podrías cuestionarte: ¿qué pasa dentro
mí para rechazar la unión familiar? O ¿hasta qué punto la
familia se me hace pesada o es demasiado unida para
lo que yo necesito?

**Todo habla de nosotros. Las preferencias
no son una excepción.**

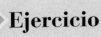

Ejercicio

1. Haz una lista exhaustiva de los alimentos que amas,
los que detestas y los que comes habitualmente.

Alimentos que amo

Alimentos que detesto

Alimento que consumo habitualmente

2. Conserva la lista para que agregues, quites o cambies lo que consideres necesario.

3. Pregúntate por qué prefieres o rechazas ciertos alimentos y qué te dice su simbología.

4. Permítete experimentar a fondo cada sentimiento. Cierra los ojos y deja que las sensaciones corporales se vayan diluyendo. No intentes modificarlas. Sólo siente.

Descodificación Biológica del sobrepeso en distintas etapas de la vida

~~~~~~~~~~~~

La relación con la comida la iniciamos siendo fetos y la cerramos al final de nuestra vida. En todo este recorrido encontraremos historias que nos desestabilizarán y que nos hacen pasar de comer para nutrirnos a comer para acallar el dolor emocional, sin embargo, si aprendemos a reconocer las diferencias entre estas dos maneras de comer, podremos tomar el control sobre lo que nos sucede.

Los sube y baja de peso a lo largo de la biografía de una persona nos pueden contar diversas cosas. La concepción es uno de los periodos más críticos en cuanto a la necesidad de glucosa. Para viajar por la trompa de Falopio y llegar a implantarse en el útero, se necesita alimento, por lo que no contar con este recurso tan valioso puede traducirse en una gran pérdida. Pero si se consigue la implantación, viene el embarazo. Comenzaremos por revisar qué ocurre en la madre y en el bebé en este periodo.

EMBARAZO

Es un momento en el que se producen profundos cambios psicoemocionales en la mujer, así como situaciones que pueden generar estrés, y, debido a la alta sensibilidad y a los cambios hormonales, no siempre es fácil gestionar lo que se está viviendo. Cualquier palabra o frase puede desestabilizar y el resultado será comer más o comer menos.

A partir del momento en que sabe que está embarazada y durante la gestación, la gestante podría atravesar procesos de incertidumbre, miedo por no llevar adelante el embarazo, temor por su salud o la del bebé o a lo desconocido, tristeza por la lejanía de su familia o por la falta de implicación de su pareja o la ausencia de ésta, cargar la memoria de eventos traumáticos de embarazo o de parto de sus antepasados u otras experiencias que impacten tanto en ella como en el feto.

- Pensar que no se tienen los recursos económicos para gestionar la maternidad: almacenaje.
- Darse cuenta de que el bebé no es de la pareja oficial: camuflaje.
- Experiencias de embarazos no deseados: protección.
- Muertes de bebés o niños por malnutrición: hacer reservas.
- Miedo a no ser capaz: necesidad de hacer.
- Sensación de pérdida de control sobre el cuerpo y lo que ocurre en el interior: transformación.

- Temer por la salud propia o la del bebé
  como señal de salud.
- Experiencias pasadas de pérdida de embar
  forma traumática: proteger al otro.

Cierta mujer estando en el octavo mes de embar
recibió maltrato, con golpes en la panza, por parte
su pareja y como consecuencia perdió al bebé, que er
un varón. Fue socorrida por su cuñada, quien la lle
al hospital. No realizó denuncia alguna y aseguró que
fue por una caída de la escalera. Cuatro años más tarde
volvió a quedar embarazada y aumentó 25 kilos durante
el embarazo, ya que guardaba la pérdida por agresión y
por ello surgió la necesidad de hacer un acolchado pro-
tector como defensa para el bebé que venía en camino.
Los médicos no encontraron el origen de su aumento de
peso. No obstante, su inconsciente biológico sabía lo que
debía hacer a cada instante.

NACIMIENTO Y LACTANCIA

Se considera a un bebé grande o macrosómico cuando pesa más de cuatro kilos o cuando su peso, para la edad ges-
tacional, está por encima del percentil 90. Ante esto, cabría
plantear las siguientes preguntas: ¿cuál ha sido el estrés
de la madre durante la gestación? ¿Qué experiencias traumáticas o recuerdos tiene para necesitar hacer reservas
que la ayuden a "ganar la batalla"?

...nos que la comida se transforma en energía ...que no se usa se almacena en forma de grasa, ...serva para ser empleada a largo plazo. El hígado, ...parte, tiene la capacidad de modificar y de guardar ...osa para liberarla a petición del páncreas. Aquello que ...se utiliza en el cerebro o en el cuerpo se reserva como ...rasa en distintas partes del organismo. En la medida que sentimos estrés, se desencadena la liberación de cortisol, que sirve para la lucha durante el problema, pero que lleva a acumular grasa abdominal.

Muchas experiencias sensibles durante la gestación impactan en el bebé, que puede nacer con un peso superior a la media; este mayor peso denota que la madre ha experimentado múltiples emociones negativas que le han provocado sentir miedo, rabia, ira, tristeza y una gran preocupación.

SOBREPESO DEL BEBÉ, ESTRÉS DE LA MAMÁ

En el posparto, con frecuencia la parturienta entra en un estado de melancolía o tristeza profunda, pues cree haber perdido el mundo ideal de la gestación. Es decir, esos momentos en los que todo era maravilloso y tenía el control de su propia vida, el cual se ha perdido, por lo que cuesta soltar el recuerdo de un tiempo pasado pleno. Esa plenitud puede buscarse a través de alimentos, al comer por hambre emocional en lugar de física.

Hay casos que además pueden prolongarse hasta que son diagnosticados como depresión posparto. Aparecen fantasmas que provocan inestabilidad emocional, ya que la madre se siente sola, incomprendida, sin el apoyo suficiente, con un peso enorme sobre sus hombros, sin fuerzas para afrontar la crianza, cansada, no deseada como mujer y con serias dificultades para adoptar su rol de madre. Igualmente hay cambios en la ingesta, ya sea con pérdida o aumento del apetito.

La lactancia es otro momento frágil en la vida de los padres, porque surgen dudas y angustias alrededor de lo que come el bebé, sobre si la leche es buena y suficiente, si está bien nutrido, si aumenta o no de peso como señal de salud.

Según la clasificación freudiana, se inicia la etapa oral, que desde la Descodificación Biológica podemos definir como la necesidad de atrapar el bocado de lo que nos hace bien y eliminar el que ya no nos sirve o es tóxico. En todo caso, ese bocado es el alimento que tanto necesitamos para crecer y del que no disponemos a menos que lloremos y tengamos un pecho o un biberón que pueda tranquilizar nuestras ansias. La calma de la pulsión oral puede llegar por sí sola, o bien cuando los adultos pueden hacerlo por nosotros. Pero ¿qué pasa si se sigue manifestando inquietud? Eso provoca un gran enfado en el niño, pues se siente inseguro y no puede predecir los movimientos. Si no hay fiabilidad en la respuesta y ésta se repite de la misma manera, el bebé o puede sentirse inseguro, ya que no predice la reacción siguiente, o deja de confiar y de pedir. Son bebés que no lloran para comer porque han renunciado a hacerlo. El sobrepeso será un probable síntoma que estará latente cuando no se ha conseguido estabilizar esa pulsión, ya que las ansias las calmarán con comida, bebida o cualquier objeto que puedan llevarse a la boca.

El bebé traga las emociones de la madre cuando ésta lo alimenta. Una mamá ansiosa por no saber hacer su papel, con miedo, rabia, ira o frustración, se lo transmitirá a su bebé cuando lo amamante o le dé el biberón. Lo que la madre está sintiendo y es incapaz de gestionar como adulta se queda atascado como estrés. Esto podría ser el origen de que el bebé se niegue a tomar los alimentos para evitar ingerir el malestar que no puede disociar.

Es el momento de aprender a incluir en la dieta distintos sabores y texturas. En cuanto a estas últimas, se pasa de líquido a cremoso y de pequeños trozos a la masticación.

SOBREPESO EN LA INFANCIA: DE DOS A 10 AÑOS

El sobrepeso y la obesidad infantil, según la Organización Mundial de la Salud (OMS), en niños de cero a cinco años va en aumento y se estima que en el 2025 habrá 70 millones de niños con obesidad en el mundo. Actualmente las cifras oscilan alrededor de los 41 millones. Hasta fines del siglo pasado era un problema de adultos.

Muchos factores pueden incidir en este tema, específicamente cuando se trata de niños. Hemos hablado de los factores conflictuales en general, y ahora fijaremos la mirada en lo que le puede causar dolor a un niño para que se refugie en la comida antes de poder expresarse de otra manera.

Si en la familia se han instalado creencias que unen la buena salud con las redondeces y el sobrepeso, la persona se sacrificará y tendrá el síntoma para alejar los fantasmas que tanto miedo provocan en los padres, que pueden ser muertes por hambre, faltas o recuerdos de enfermedades en los que la persona se va debilitando. Esto provoca una inmensa ansiedad ante la delgadez.

En esta etapa infantil se van incorporando distintos alimentos y se va adquiriendo el gusto por unos y el rechazo por otros, incluso por la textura. De la misma forma que incorporamos alimento a la dieta física, estaría bien reconocer las emociones para ir aprendiendo a gestionarlas. Si los padres no las reconocen, difícilmente podrán acompañar a sus hijos en este crecimiento emocional.

En esta etapa pueden aparecer conflictos disparadores o estresantes que llevan al niño a usar la comida como una barrera para la ansiedad o angustia:

- **Conflicto de soledad:** los padres trabajan o no están disponibles.
- **Conflicto de abandono:** sentir que lo han dejado de lado provoca la emoción de miedo y tristeza, y son niños que van a comer para calmar el dolor.
- **Conflicto de separación:** padres separados o que trabajan lejos del hogar, por lo que no pueden compartir los momentos de comida.

- **Conflicto de desintegración:** cada miembro de la familia come por separado. Niños que comen solos en sus habitaciones o con la compañía de una pantalla.
- **Conflicto de agresión con necesidad de protegerse:** en casos de *bullying* o cuando se sufre acoso y se tiene la necesidad de escudarse.
- **Conflicto de agresión al otro:** cuando un padre habla mal del otro, es decir, lo insulta delante del niño u ofende al niño comparándolo con el cónyuge o con su familia.
- **Conflicto de sentirse inadecuado con necesidad de camuflarse:** se siente vergüenza o se quiere desaparecer por timidez, miedo o tristeza.
- **Conflicto de atrapar el bocado de forma inmediata:** son niños que desconocen cómo gestionar la frustración y que necesitan satisfacer en el momento mismo la necesidad, por lo que rara vez podrán retardar la comida, al reflexionar si se trata de hambre física o emocional.

La ansiedad o angustia también pueden surgir en los casos en que hay aprendizajes poco sanos alrededor de la comida, como:

- Sentirse obligado a ser bondadoso: cuando la madre o los padres asocian estar bien alimentado con buena educación, salud, ser buenos padres, mostrar que se hacen las cosas bien, satisfacer a sus propios padres, etcétera.

- Cuando se ha usado la comida como un premio (helados, nieves, golosinas, refrescos, pizzas, hamburguesas): bajan el estrés al instante y tienen efecto rebote, y los niños se alteran o hiperactivan por el exceso de glucosa. El tipo de dieta rica en azúcares y grasas industriales conduce a subidas y bajadas de glucosa e insulina muy frecuentes, activándose los mecanismos adictivos, lo que lleva al hambre emocional.

Es probable que alguna vez tus padres hayan hecho uso de la comida para tranquilizarte cuando estaban en una reunión y no querían que hicieras algo que desentonara.

Junto a los elementos conflictuales que dan como resultado comer más, también hay que revisar cuál es el motivo por el que no se hace ejercicio. A continuación muestro algunos conflictos biológicos que llevan a moverse muy poco o a ser sedentarios:

- Conflicto de desvalorización por no conseguir los resultados esperados.
- Conflicto de impotencia.
- Conflicto de miedo a ser visto.
- Conflicto de movimiento.
- Conflicto de agresión.
- Memorias de prisioneros, esclavos o gente atrapada que puede ser descubierta al moverse.

PUBERTAD Y ADOLESCENCIA

Se entra en un periodo crítico en el que el niño transita por una delgada línea de equilibrio y comienza a luchar. No quiere ser nada de lo que ha visto o vivido hasta el momento, pero aún desconoce lo que quiere ser. Esto le genera una gran inseguridad, un fuerte sufrimiento y necesidades, pulsiones o deseos que no puede dominar. Freud las llamaba pulsiones internas, y es en esta etapa de la vida en la que potencialmente se desorganizan en busca de otro orden interno. La mayoría se canalizan mediante los estudios, las actividades deportivas o recreativas, las relaciones sociales, el arte, la música, el cine, las series y cualquier otra acción.

A partir de esta edad, en donde hay "dolores de crecimiento" (figurados), la comida y la bebida son formas que se usan para calmarse y disminuir el estrés, por ello veremos comportamientos como atracones, hiperfagia o un trastorno como la bulimia. Sobra decir que la anorexia tiene una gran cantidad de adeptos en este periodo crítico.

Es el momento, también, de relacionarse con los pares. Esos amigos y amigas que tienden a tener los mismos conflictos y necesidades, comenzando por la aceptación y autoaceptación. Aparecen, igualmente, los conflictos de imagen que tanto daño hacen al adolescente y que producen síntomas como acné o rosácea, percepción errónea del cuerpo en todas sus dimensiones, aborrecimiento por la propia imagen con necesidad de cubrir de grasa la zona atacada o camuflarse para desaparecer.

Una vez pasado el periodo de relación con amigos y amigas, las hormonas nos inclinan a buscar de manera inconsciente a alguien que nos ame y acepte incondicionalmente. Compartir con una pareja que te ve como la persona más maravillosa del mundo produce calma y sosiego, cual puede conllevar respuestas orales como besos, sexo, comidas o bebidas. Hasta que pasa la etapa de deslumbramiento y lo real vuelve a aparecer, somos muy felices.

Con frecuencia se verán conflictos que lleven al sobrepeso y que transitan más o menos por:

- Conflicto de desvalorización.
- Conflicto de no dar la talla o no estar a la altura.
- Conflicto de asco por sí mismo o por ver lo que desagrada.
- Conflicto de rechazo y repulsión.
- Conflicto de lucha interna y resistencia a obligaciones e imposiciones.
- Conflicto de oposición ante los padres y sus peticiones.
- Conflicto de miedo a oponerse por las consecuencias.
- Conflicto con la autoridad.
- Conflicto de imagen.
- Conflicto de identidad con necesidad de fundirse con los pares.
- Conflicto de agresión con necesidad de protección.
- Conflicto de profunda desvalorización del ser con necesidad de aislarse.
- Conflicto de intolerancia a las frustraciones con necesidad de satisfacción inmediata.
- Conflicto de impulsividad.

Cuant más acepten los padres y las madres a sus hijos,
mejor ación tendrán éstos con la alimentación, por lo
que curarán nutrirse y no sólo calmarse.

DEL JOVEN AL ADULTO

Nos encontramos con personas que, la mayoría de las veces, han descubierto lo que desean experimentar y han puesto manos a la obra para conseguirlo. Junto a este grupo hay otras personas que nunca miraron lo que los hacía felices y que permitieron que padres, parejas o amigos les dijeran lo que tenían que hacer, por lo que en algún momento tendrán que darse cuenta de la enorme insatisfacción que sienten para generar un cambio. Mientras tanto la comida, la bebida y las relaciones siguen siendo un calmante para las emociones dolorosas, los recuerdos tristes, los anhelos claudicados o las experiencias que se quieren olvidar. Pueden aparecer dependencias afectivas y relacionales, y compulsiones y adicciones.

Ante el sobrepeso u obesidad en la edad adulta, se ha de revisar la lista completa de conflictos biológicos, aunque me gustaría agregar algunos puntos que ayudarán a detectar el foco estresante para la Descodificación Biológica y a vaciar su tensión. Se trata de localizar el conflicto desencadenante y el conflicto de origen o la programación temprana.

En el caso del sobrepeso, el número de kilos que tenemos o que creemos hemos aumentado puede ser el indicador de algún tipo de impacto inconsciente, pero que el cuerpo, con su propia sabiduría, ha dejado registrado. Si hay algo que no se olvida son los datos y por ello el inconsciente memoriza todo lo que se vivió en un instante doloroso.

Patricia, de 45 años, siente que su peso ideal tendría que ser de 60 kilos, pero pesa 87 y mide 1.65 cm. Su deseo es bajar 27 kilos y quiere descodificar su sobrepeso. Algunas preguntas obligadas podrían ser: ¿qué le ocurrió cuando tenía 27 años?, ¿qué pasó hace 27 años?, ¿alguien querido sufrió algún dolor, enfermedad o murió a los 27 años?, ¿qué significa para ella el número 27?

La persona, por lo general, conecta con el número y el mensaje que lleva oculto un tranquilizante en forma de grasa. De esa manera nuestro inconsciente se tranquiliza para evitar repetir los traumas. En estos casos se recomienda realizar el duelo y aceptar la nueva realidad.

El sobrepeso de 21 kilos de Renata, de 43 años, es el número que le dio la pista de que fue a esa edad cuando quedó embarazada y decidió abortar porque el padre no quiso hacerse cargo del bebé. Sumado a esto, estudiaba en la universidad y no se sentía preparada para la maternidad.

Relacionar la historia con el dolor le permitió dar un lugar a la vivencia y un espacio a su hijo. Atravesó por un llanto inmenso y profundo. Su descarga emocional fue el inicio de una normalización de ingesta y una bajada de kilos. En una segunda etapa surgió el trabajo con su nombre. Sus padres se lo pusieron luego de la muerte por asfixia de una hermana mayor, que al momento de nacer tenía el cordón umbilical enredado en el cuello. Renata significa renacer y, por lo general, la persona que lo lleva está reemplazando a alguien cuya partida fue dolorosa para el sistema familiar. Después del trabajo personal, Renata sintió que volvió a nacer, pero ya sin el peso del nombre y con un lugar propio en su árbol familiar.

MENOPAUSIA

La menopausia es una etapa en la que la mujer pasa 12 meses sin menstruar. En ese periodo se producen diferentes cambios hormonales con impacto orgánico y diversas alteraciones, como el sobrepeso que si no se controla se convierte en obesidad. La disminución de la actividad hormonal ovárica, con menos producción de estrógenos, hace que la mujer se "masculinice", lo que conlleva cambios en la distribución de la grasa a nivel local, habrá más en brazos, hombros y abdomen, y mayor volumen general. Otro factor es la disminución de la actividad hormonal tiroidea, muy frecuente en esta etapa vital, cuya descodificación gira alrededor de sentir que el tiempo va demasiado deprisa, que se quieren hacer muchas cosas y no alcanza el tiempo para llevarlas a cabo, por lo que el destino final se va acercando.

Los trastornos del ritmo de sueño y el cansancio por el insomnio serán los causantes de más hambre física y por lo tanto de aumento de peso.

Las mujeres menopáusicas suelen aumentar de peso, aunque sigan comiendo lo mismo, y esto se debe a los cambios metabólicos que disminuyen el gasto de consumo basal o en reposo. El resto del gasto por actividad dependerá de la persona y del ejercicio que realice cada día.

Por ejemplo, una mujer a una edad de 35 a 40 años ingiere cada día 1 800 calorías, que gasta en las actividades corporales internas (metabolismo basal) y en el ejercicio o movimiento diario, por lo que su balance energético es neutro. Si hace mucho ejercicio puede consumir más calorías que no se notan en su cuerpo, o bien baja de peso. Sin embargo, si en la menopausia continúa consumiendo las mismas 1 800 calorías y realizando el mismo ejercicio, comenzará a engordar, ya que el consumo basal habrá disminuido. Es el momento en que cada gramo cuenta, así como cada movimiento o caminata.

Asimismo, se presentan cambios importantes existenciales y alteraciones emocionales cuyo impacto se verá fácilmente reflejado en el peso, la fortaleza de sus huesos, la piel, las mucosas, el cabello y otras condiciones físicas. En las emociones, habrá trastornos de humor, irritabilidad, tristeza, llanto, desazón, sensación de fragilidad, de vacío o tendencia al encierro. Pero ¿qué razones emocionales tienen impacto en la salud y la hacen tan vulnerable?

Una razón muy importante es detectar cuál ha sido su rol durante los primeros 50 años de vida. Hay mujeres que únicamente han deseado ser mamás, esposas e hijas, por lo que cuando los hijos se han marchado, las parejas se han jubilado y hacen planes fuera de casa, y los padres han enfermado o necesitan estar en sitios especializados o han fallecido, se sienten sin función. Entonces, ¿cuál es el papel perdido desde el principio? El de ser una mujer con una vida por y para sí misma y no para los demás.

En segundo lugar, han dejado de realizar lo que hacían de manera rutinaria, como las compras, cocinar, llevar a los niños a sus actividades, tareas de la casa, trabajar y estar pendientes de todo. De pronto tiene mucho tiempo libre y pocas tareas por hacer. ¿Qué hacen ahora con su tiempo? ¿Cómo se aceptan los cambios? ¿Qué grado de flexibilidad hay en la persona para buscar nuevos rumbos?

Otra cuestión es aceptar que el cuerpo no es el mismo o no reacciona igual que antes. Los cambios hormonales provocan un metabolismo más lento y por ello más ahorrador, aunque todo lo guarda en forma de grasa. Aparece un conflicto de imagen en el que se rechazan las distintas partes del cuerpo, tanto en el exterior como en el interior, que ya no funciona igual.

Un cambio importante es la disminución de la capa mucosa, por ejemplo, en los órganos genitales, lo que produce dolor durante la penetración y el contacto sexual, por lo que se evitan las relaciones sexuales y se desencadena la sensación de no ser válida, no ser escogida, no ser deseable o no ser capaz de mantener una relación de calidad.

Se debe renunciar a lo que falta y aceptar lo que hay para vivir más conformes. Por ello, cabría realizar un duelo y soltar la imagen de la joven de 20 años que todo lo podía y nada le dolía, para valorar a la mujer experimentada que toma decisiones acertadas, a la que no le puede el qué dirán o las críticas, que sabe amar de manera más genuina, que dejó de mirar lo material para mirar lo esencial y que puede entregarse a la vida para disfrutarla en lugar de sufrirla.

El aumento de peso en cada etapa tendrá sus razones específicas, ya que siempre se nos presentarán situaciones que tendremos que afrontar para alcanzar un mayor y mejor aprendizaje de vida.

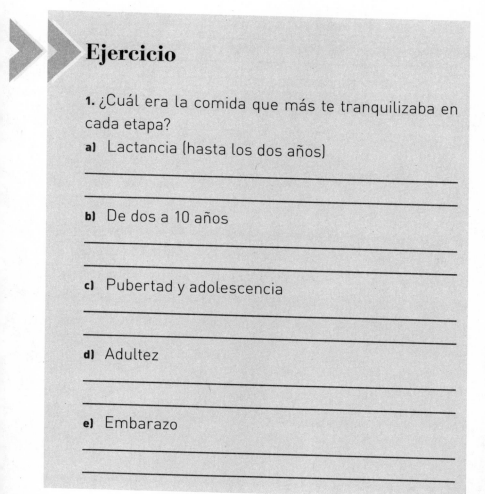

Ejercicio

1. ¿Cuál era la comida que más te tranquilizaba en cada etapa?

a) Lactancia (hasta los dos años)

_____

_____

b) De dos a 10 años

_____

_____

c) Pubertad y adolescencia

_____

_____

d) Adultez

_____

_____

e) Embarazo

_____

_____

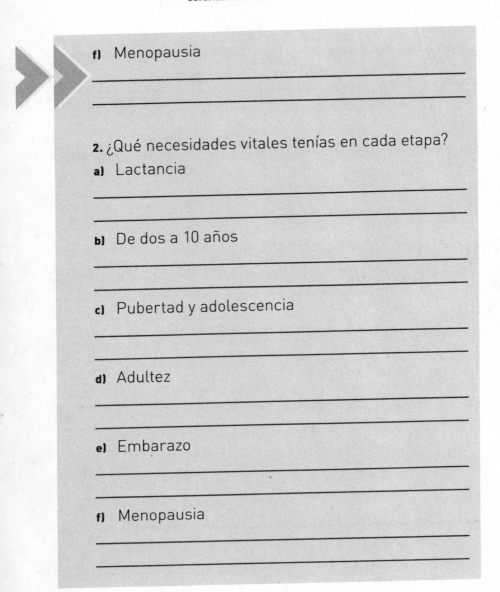

f) Menopausia

_____

_____

2. ¿Qué necesidades vitales tenías en cada etapa?

a) Lactancia

_____

_____

b) De dos a 10 años

_____

_____

c) Pubertad y adolescencia

_____

_____

d) Adultez

_____

_____

e) Embarazo

_____

_____

f) Menopausia

_____

_____

Transgeneracional y sobrepeso

> Hasta que no hagas consciente a tu inconsciente,
> va a dirigir tu vida y lo llamarás destino.
> CARL JUNG

El medio que produce y reproduce la historia de cada sujeto es la familia. Es un espacio privilegiado en el que se originan los movimientos, los cambios y las transmutaciones necesarios para que todos los miembros del sistema familiar permanezcan incluidos y en el que se plantean las normas para mantener su equilibrio. El resultado es una vida psicológica en la que todos tienen influencia. La unión de sistemas familiares y sus creencias dará lugar a procesos sociales con los más variados eventos psicológicos. Es el medio en el que se pueden transmitir pautas multigeneracionales, lo cual significa que lo que vivieron nuestros antepasados está vigente como proceso psicosocial en la actualidad.

 Juan José es un comprador compulsivo de comida. Tiene las alacenas llenas de productos que siempre compra en pares. Sus abuelos maternos emigraron a Venezuela durante la guerra civil española. Ahí nació su madre y sus tíos. Ésa era la familia conocida. La no conocida eran sus tíos gemelos que murieron junto a los bisabuelos y otros familiares en un ataque durante la guerra, cuando jugaban en el patio de la casa de sus abuelos. Los únicos que sobrevivieron fueron los abuelos, porque estaban trabajando en el campo. Pasado esto, hicieron las maletas con lo poco que pudieron y emigraron. El dolor se selló con un secreto. Cuando Juan José quiso tramitar su nacionalidad, se encontró con una historia desconocida para él y para sus padres. Su familia sufrió el dolor de las pérdidas, pasó dificultades y hambre. Hoy un miembro de esa familia, que trae el programa actualizado, no sabe ni cómo ni por qué actúa de cierta manera. Por supuesto que el sobrepeso es una forma de asegurarse la comida y de protegerse.

El destino de nuestra familia lo podemos ver reflejado en el propio: es como si los años pasaran, pero las experiencias no. Por algún motivo repetimos lo que hicieron los que nos precedieron o compensamos con nuestra vida todo lo que no pudieron hacer. Por eso, para estudiar nuestro sistema familiar primero es necesario revisar la biografía propia, luego las relaciones dentro del clan y, finalmente, establecer nexos con familiares muertos y antepasados.

La genealogía es la serie de progenitores y ascendientes de una persona, se le conoce también como el estudio de la historia familiar. El documento en el que se registra el árbol genealógico se llama genograma y sirve para ver la descripción neutra de los eventos pasados y darse cuenta de lo que ha ocurrido, en el aspecto emocional, en el sistema. El árbol se mira, pero no se juzga. Se agradece todo lo vivido sin querer cambiarlo.

El estudio del árbol familiar requiere ciertos datos para cada miembro, como el nombre de la persona y la fecha o el lugar de nacimiento, matrimonio y muerte. Éstos son datos a los que algunas veces podemos acceder y otras no. Lo interesante es que, aunque no cuentes con información veraz, puedas trabajar con las sensaciones que están registradas en tu cuerpo.

Todos tenemos una memoria biológica que transporta los resultados de lo vivido ante situaciones de conflicto biológico, y una memoria psíquica que contiene las vivencias, las creencias, los valores y la forma de vivir y de reaccionar de nuestro linaje.

En la psique se encuentran los procesos conscientes e inconscientes propios de la mente humana, y ahí conservamos los asuntos que han tenido impacto en nuestros ancestros. Los impactos positivos serán nuestros recursos para afirmarnos en la vida, y las tareas inacabadas serán nuestro trabajo personal para cerrar ciclos, o bien para volver a transmitirse a las siguientes generaciones.

 Tessa, de 52 años, enviudó hace dos y presenta sobrepeso desde siempre, pero éste ha aumentado debido a la menopausia. Su madre enviudó a los 53 y su abuela materna, Teresa, a los 38 años y con cinco hijos pequeños.

Una repetición que cualquiera vería a simple vista. Lo interesante es cómo ha sido vivida y por qué se repite. Los dos hijos mayores se quedaron trabajando el campo y los tres pequeños fueron enviados a un internado. Se trata de sobrevivir y no hay miramiento alguno ni juicio por lo ocurrido. Tessa es muy trabajadora como su abuela, su madre y su tío mayor. Cuando se queda sin trabajo, tiene recursos para espabilar y salir adelante. La fidelidad familiar lleva a que sus radares localicen una persona incapaz de sobrevivir mucho más que su padre o su abuelo.

El destino vuelve una y otra vez para ser sanado.

La lealtad es un sentimiento de solidaridad y compromiso, que une las necesidades y expectativas de la unidad social familiar con los pensamientos, sentimientos y motivaciones de cada miembro.

La visión que había sobre la transmisión biológica hasta hace muy poco establecía que se realizaba mediante los genes y que en ellos se contenía el "destino" inamovible en cuanto a enfermedades, síntomas, carácter, personalidad o características propias de la persona.

Los estudios de epigenética, que quiere decir por encima de la genética, han demostrado la influencia que tiene el medioambiente y las condiciones de vida como la nutrición, el estrés, las experiencias traumáticas o emociones de impacto, sobre los genes. Estos elementos pueden modificar los genes sin alterar su secuencia de ADN, y esas modificaciones llegan a transmitirse a los descendientes. El término epigenética fue acuñado por Conrad Hal Waddington en 1942, y planteaba que estos factores no genéticos tienen influencia y relación con el desarrollo de los individuos.

Según estudios actuales, lo que se transmite es la forma de vivir las situaciones conflictivas. Rachel Yehuda[1] demuestra cómo los traumas vividos por generaciones anteriores se manifiestan en hijos y nietos con adaptaciones físicas, por ejemplo, distintos niveles hormonales del sistema de estrés, a pesar de que éstos no hayan vivido las situaciones traumáticas.

De esta manera, podemos ampliar la visión determinista de que los genes sólo tienen influencia en el cuerpo, ya que éstos también pueden marcar una tendencia, la cual se modulará a partir de lo que hicieron y vivieron nuestros ancestros y lo que hacemos nosotros por nuestro bienestar.

La transmisión no se realiza sólo por los genes, ya que un gen se va modificado a lo largo de su trayectoria y preserva, de alguna manera, el recuerdo de las experiencias.

Tratando de validar estas hipótesis, los científicos descubrieron que los genes poseen una especie de interruptor susceptible de activar o desactivar el recuerdo con un simple cambio de ambiente (trauma emocional, deficiencias nutricionales, etcétera).

[1] Yehuda R., y Bierer L. M. (2008). *Transgenerational transmission of cortisol and PTSD risk.* Prog Brain Res; 167: 121-135.

La posición de este interruptor se transmite de una generación a otra. Por tanto, la memoria de un evento genético puede abarcar a varias generaciones sin que los individuos sean conscientes. No se trata sólo de saber qué genes heredamos, sino de preguntarse si se activan o no. Cuando los bisabuelos o abuelos han vivido situaciones de altísimo estrés, los nietos o bisnietos tienen un aumento en el nivel de cortisol y reaccionan como si estuvieran preparados para solventar la situación de riesgo.

Por ejemplo, cuando en una familia ha habido varias generaciones en las que se ha producido una muerte violenta provocada por la pareja, los descendientes no serán muy adeptos a tener pareja, ya que para el cerebro arcaico es igual a peligro. De la misma manera, si en varias generaciones se producen incestos o abusos, quizás los descendientes opten por alternativas donde se exponga la situación, por ejemplo, ejercer una profesión donde cuiden o defiendan que estos eventos no se reproduzcan. Lo que manifestamos en nuestro presente y creemos que son elecciones libres, podrían estar siendo piloteadas por eventos del pasado de los cuales no somos conscientes.

La familia, a veces, puede ser vivida como un peso, una carga muy grande o como portadora de demasiados elementos destructores que se quieren romper. Lo que se mantuvo en secreto o no se habló, lo "no dicho", fue aquello que produjo vergüenza o un dolor inmenso al vivir experiencias rechazadas: violaciones, incesto, rupturas, familias escondidas, infidelidad, infertilidad, estafas, problemas con herencias o bienes, robos, cárcel, maltrato o muertes inaceptables (abortos, bebés, infantes, jóvenes o adultos jóvenes). Son vivencias que, si no son trabajadas para hablarse naturalmente, pueden dejar heridas abiertas que condicionen de forma muy negativa la sana experiencia del duelo y bloqueen el camino del bienestar.

Los motivos que se asocian con mayor frecuencia al sobrepeso transgeneracional son: trabajo forzado, esclavitud, embarazos gemelares en los que uno no nace, estafas, hambre, familias numerosas con dificultades económicas, desastres naturales, guerras, abandono de niños, intentos de aborto, hijos fuera de matrimonio, hijos no reconocidos, problemas económicos, robos, herencias, violaciones, incesto, tocamientos, abusos físicos o psíquicos y muertes inaceptables. El cuerpo responde a la necesidad, aunque sea del pasado, porque una vida no acaba con la muerte.

Aunque no podemos cambiar nuestro pasado, sí podemos mirarlo con respeto y sabiendo que hoy somos lo que somos gracias a todo lo vivido. Podemos hacer buen uso del material recibido, tanto biológico como psíquico, y la mejor forma es acceder a esas memorias para comprenderlas y, de ser necesario, transformarlas.

El niño hereda las soluciones ganadoras de su familia, pero también las contrariedades de su grupo, es decir, lo no resuelto. Eso, a menudo, se manifiesta con existencias problemáticas (no consigo tener pareja estable, no puedo bajar de peso, me enfado con facilidad, las reacciones con mis hijos son desproporcionadas, obligo al resto a hacer cosas y no entiendo por qué, etcétera), enfermedades o accidentes.

Gracias a que en nuestro cuerpo está guardada toda la información es que podemos acceder a esos recuerdos y escucharlos. En diferentes momentos, cuando la persona se acerca de manera inconsciente a una memoria dolorosa de su biografía o del pasado, su cuerpo reacciona mediante sensaciones corporales que inevitablemente van a ser expresadas en la comunicación no verbal, como en movimientos reflejos, cambios fisiológicos (vasoconstricción, vasodilatación, tics), lapsus verbales, fallos o errores en la comunicación, acciones involuntarias, etcétera.

El trabajo a través de las generaciones o transgeneracional consiste en juntar trozos de la historia para reconectar con el destino de los que estuvieron antes y así unir esos pedazos y aceptar las múltiples experiencias. De esa forma dejaremos de vivir de repetición en repetición o intentando hacer o compensando lo que los otros no pudieron. Podremos soltar las lealtades inútiles y el dolor si tomamos la fuerza de los que nos han precedido. Respetar lo que se vivió sin implicarnos nos deja más libres para hacer nuestro propio recorrido.

La puerta de entrada al árbol genealógico son nuestros padres y éstos han tenido una vida antes de nuestra llegada, que en parte condiciona nuestro proyecto de vida sobre todo cuando la petición es tan fuerte que lo conduce y nos sentimos atrapados en la red familiar.

Las heridas de los momentos previos a nuestra vida constituyen una pérdida de energía y provocan un desgaste que puede desactivarse cuando ese dolor es mirado con respeto.

**En la familia nacen los mayores dolores
y en ella también se inicia la sanación.**

La actividad terapéutica consiste en revisar, revivir e integrar lo vivido a través de un proceso que conlleva un cambio neuronal. Éste será mayor en la medida en que nos permitamos resignificar la historia, darle un nuevo sentido y desdramatizarla para verla con ojos de un facilitador de oportunidades. Así, la siguiente etapa será pasar a la acción, es decir, definir cómo queremos vivir, cuáles son los objetivos esenciales para nuestra vida y cómo conquistarlos. Nos podemos preguntar qué es lo que nos hace vibrar cuando lo realizamos y con qué soñamos. Eso que se sueña puede convertirse en realidad cuando liberamos la necesidad de permanecer atados a un pasado que tira para atrás. Como dijo Mark Twain:

**El secreto para salir adelante
es comenzar.**

Comencemos por revisar la historia para amarla tal como fue. Somos el resultado de ésta, con todo lo que conlleva. ¡Explorémosla para incorporarla en nuestras células!

Qué nos dicen las pantallas acerca del sobrepeso

SOBREPESO Y OBESIDAD INFANTIL

El filme *Muito allém do peso* (*Más allá del peso*, 2012), producido en Brasil, aborda el tema de la obesidad infantil de manera minuciosa y desde múltiples ópticas. Expone dramáticas observaciones sobre una realidad que tiene muy pocas posibilidades de transformarse a corto o mediano plazo. Se centra en el sobrepeso infantil, que posteriormente se transformará en pluripatologías en adultos. Es una enfermedad que depende de diversos entes: la industria alimentaria, el sistema educativo en todos los niveles, la educación familiar, la publicidad, la economía, la sociología, la inactividad física, la sanidad y las causas emocionales.

El resultado será diverso: sobrepeso, obesidad, aumento de colesterol, hipertensión, síndrome de piernas cansadas, fatiga respiratoria, problemas cardiorrespiratorios, trombosis, artritis, ansiedad, crisis de llanto y rabia e intolerancia a la frustración.

Una de las principales causas es el fácil acceso a comida poco nutritiva y cargada de grasas (comida basura). La manipulación de la información por parte de las multinacionales para que los niños prefieran ese tipo de comida, va desde incorporar en las cajas juguetes, usar personajes de películas, así como exponer su publicidad en horarios en los que los infantes tienen acceso a la televisión. Ésta llega más lejos cuando los directivos de dichas empresas son premiados por sus acciones en pro de la salud.

Igualmente, se pone de manifiesto la dificultad de las clases menos favorecidas para acceder a una alimentación saludable en la que incorporen verduras, frutas, semillas y carnes, ya que muchas veces consumen "comida basura" porque es más barata.

El desconocimiento de los padres sobre nutrición y educación provoca que les den cualquier alimento a los niños sin preguntarse por su calidad nutricional, pues prefieren acallar un llanto o un berrinche.

A lo anterior se suma la falta de educación nutricional en las escuelas, e incluso la ausencia de clases de educación física en algunas poblaciones.

Cabe destacar la pérdida de la cocina tradicional en la que se empleaban vegetales, frutas y carnes. Actualmente, en muchas familias no se cocina, ya que se consumen productos envasados por la comodidad. Se reemplaza el momento de la comida o la cena por una caja de comida procesada.

El consumo desmedido de bebidas gaseosas puede llegar a que los padres se las den a los bebés en su biberón para tranquilizarlos. Una cifra a destacar es que 56% de niños menores de un año toman bebidas azucaradas de manera habitual. La ingesta de azúcar en Brasil alcanza al año los 51 kilos por persona.

Asimismo, el documental aborda las causas emocionales a través del caso de Leo, un infante de ocho años con sobrepeso y desordenes endocrinos. Se describe la angustia del niño cuando a los tres años sus padres se separan, lo que produjo que estuviera hospitalizado 10 días, siendo esto el detonante de un cambio de hábitos alimenticios y un trastorno emocional.

Es importante rescatar la posición de una madre que valora el cambio de hábitos nutritivos y de actividad física antes que las dietas restrictivas, y que lo aplica en su casa con su hija. En la investigación efectuada antes de realizar el documental se detalla que la población infantil en Brasil pasa alrededor de cinco horas diarias frente a una pantalla, ya sea la televisión o una tableta. La inactividad física y el sedentarismo, como valores, hacen imposible desactivar el problema al incrementar los riesgos de salud.

Es un documental muy completo sobre un tema preocupante y de proporciones inmensas. Desde la Descodificación Biológica algunos de los conflictos que se observan en los participantes del documental son: carencia, falta, desvalorización, impotencia, inseguridad, agresión, abandono, soledad, falta de límites, desorganización en el territorio, falta de afecto y de cuidados y pérdida de referentes, entre otros. Todos están en relación con el sobrepeso en el origen conflictual.

Ejercicio

Son numerosas las películas que tratan el tema desde las más diversas perspectivas, por ello, te invito a:

1. Recuperar algunas para que las mires con ojos descodificadores o, al menos, sabiendo cuáles son los conflictos biológicos desencadenantes que pueden dar como resultado el hambre emocional.

2. Completar la lista.

Película	Conflicto biológico
Preciosa (Precious)	Humillación, agresión, desvalorización
Malos hábitos	Desvalorización, agresión, separación
Mis tardes con Margueritte	Desvalorización, agresión, humillación
Las mujeres de verdad tienen curvas	
Sierra Burgess es una perdedora	
El diario de Bridget Jones	
Amigas con solera	
Full Monty	

Abajo dejo mis observaciones para que puedas compararlas con las tuyas. No gires la página hasta no haber completado la tabla.

Película	Conflicto biológico
Las mujeres de verdad tienen curvas	Desvalorización, carencia
Sierra Burgess es una perdedora	Desvalorización
El diario de Bridget Jones	Soledad, abandono, desvalorización
Amigas con solera	Soledad, agresión, abandono, desvalorización
Full Monty	Carencia

Una imagen vale más que mil palabras

~~~~~~~~~~~~~

Como hemos visto, el sobrepeso es multifactorial y, a pesar de esta característica, desemboca en una única emoción: el miedo. Donde hay amor no hay juicio ni crítica ni sufrimiento. Estamos donde nos encontramos porque no hemos actuado de la mejor manera, por lo que es momento de evolucionar y de revisarse completamente para empezar a vivir sanos en el entorno físico, psíquico y social.

A continuación presento un caso real de una estudiante de Descodificación Biológica, hoy certificada en el Instituto Ángeles Wolder, y consultante que realizó el recorrido de búsqueda y sanación del sobrepeso y otros temas. Limpió, pasito a pasito y de manera constante, desde su presente hasta su pasado, para llegar a la raíz y a los momentos de conflicto biológico en los que su vibración cambió y se abrió la puerta para que entraran emociones que le atrapaban el corazón.

Le pondré el nombre de Mimy, aunque la protagonista me ha autorizado a usar el real. Sus palabras fueron: "Con muchísimo gusto y si quieres usar mi caso y mi nombre para mí siempre será un honor".

Cada alumno o consultante nos abre su alma al destapar historias profundas que rememora, no con poco sufrimiento, situaciones que ha guardado en su corazón sin poder mencionarlas por la inmensa carga que conllevan. Una gran cantidad de personas ha experimentado un evento con un dolor intenso y luego pueden decir: "Es la primera vez después de 30, 40, 50 años y hoy lo puedo hablar". Mis respetos a todos aquellos que han confiado en esta herramienta y en los descodificadores.

La introducción a la Descodificación Biológica comienza por comprender cómo funciona el sistema psique-cerebro-órgano, lo cual implica que:

- **Todo es biológico:** un sufrimiento por abandono tendrá un órgano que expresará la necesidad de ser visto.
- **Nada es real:** todo depende de las experiencias previas que nos invitan a observar, filtrar e interpretar.
- **El tiempo no existe:** lo que viviste en el pasado dirige tu vida hoy, pero si sanas tu pasado el presente se modifica.
- **El otro no existe:** nadie te hace daño, ya que a través de lo que el otro hace puedes aprender a sanar el pasado y gestionar el presente.
- **Donde hay amor no hay miedo:** son emociones que no pueden convivir juntas. Cuando sanas un miedo puedes usar el recurso del amor.

CASO MIMY

 En mi caso fue multifactorial y, en efecto, sucedió durante el diplomado, en donde fui haciendo el proceso de revisión personal y la terapia. Como ya pasaron varios años, necesito hacer una remembranza de todos los conflictos que fui trabajando. El momento en que bajé de peso fue obvio; ocurrió cuando trabajé uno de los tantos conflictos de miedo por mi existencia. Se desbloqueó algo que desencadenó que bajara ocho kilos en un mes y medio. Posteriormente, resolví muchos otros temas que por años estuvieron atascados. Hoy sé que pasé del negro al blanco y que soy quien quiero ser.

Por motivos didácticos contaré la historia de Mimy de atrás hacia adelante. Aunque en el acompañamiento lo hacemos de manera inversa. Se parte del problema, se busca el desencadenante y se revisan los programantes desde la infancia.

Para iniciar, el acompañante en descodificación gestiona la siguiente pregunta: "¿En qué puedo ayudarte?" A lo que Mimy responde:

 No soy feliz con la vida que estoy llevando. He subido 15 kilos y ni siquiera me di cuenta de cómo los subía en los últimos 15 años. Hoy tengo 40 y me gustaría poder resolver temas que vengo arrastrando. Soy muy dependiente de mi pareja, demasiado protectora con mis hijos y siento terror a quedarme sola. Tengo muchos miedos que me impiden hacer algo por mí misma o me bloquean la puerta para obtener un trabajo, mi independencia y una vida saludable.

En la vida es frecuente que una cosa lleve a otra y que se acumulen desequilibrios, que sumados resultan en una vida que no queremos vivir. Si estamos despiertos, buscaremos respuestas a las muchas preguntas, incluso a alguien o algo que nos ayude a ver luz donde sólo hay oscuridad.

 Mimy es la hija de una pareja conformada por unas personas jóvenes e inmaduras emocionalmente, que hicieron lo que pudieron para escapar de su propio sistema familiar. Padre a los 22 años y madre a los 17. Es la historia de muchas parejas que, por no saber gestionar lo que pasa con sus familias, forman una por un embarazo. Escapatoria y encierro a la vez. La mujer se queda con el bebé en casa, frustrándose cada vez más, y el hombre intenta cumplir con su papel de proveedor, pero sólo quiere disfrutar de la vida. Se permite la fiesta, la salida con amigos, la borrachera. Inevitablemente, al cabo de cuatro años, no los une nada, ni siquiera Mimy, así que se separan. Eso le supuso experimentar el abandono de los dos padres que no se ocupaban de ella cuando se divorciaron, porque ya tenían bastante con continuar en contacto sintiendo sus profundas heridas.

¿Por qué se construyen unos padres con estas características? El razonamiento biológico nos indica que debemos buscar en toda nuestra biografía historias de abandono, soledad, miedo por la existencia, agresión y desvaloriza- ción. Lo reciente es la vida de Mimy y lo más lejano son las vivencias de sus antepasados.

TRANSGENERACIONAL Y CONTEMPORÁNEOS

En su herencia ancestral hay varias situaciones progra- mantes, como la muerte de sus bisabuelos maternos. Su bisabuela muere en el parto al dar a luz a unas gemelas, una de ellas será su abuela materna. Sobre el bisabuelo cae una gran culpa, ya que como médico no pudo hacer más para salvar la vida de su mujer. La pena es tan gran- de que muere seis meses más tarde. Tristeza y conflicto de pérdida van juntos, conllevando soledad, abandono y pér- dida de referentes para sus hijas.

Su abuela fue criada por unas tías que, tal como en el cuento de *La Cenicienta*, le quitaron todos los bienes de sus padres, quienes la habían dejado en una muy buena situación, además, no le permitían estudiar y la obligaban a limpiar, cuidar animales, servir a los mayores y estar disponible para los demás, olvidándose de sus necesida- des. Un patrón que repitió Mimy. Su abuela, una mujer muy guapa para la época, salió de su "cárcel" y trabajó de lo que pudo. Camarera, ayudante de peluquería, maqui- lladora y más tarde modelo de pintores, para definitiva- mente convertirse en modelo de pasarela. Esta mujer fue exigente en sus elecciones y los cruces de la vida le dieron la pareja esperada. Un hombre bueno que la cuidaba y la miraba con admiración. Pero quien ha aprendido que lo malo es moneda corriente y lo bueno escasea, no siempre consigue valorar la bondad.[2]

De la unión de los abuelos maternos nacen cuatro hijos, y la tercera es la madre de Mimy. La abuela decía siempre que si hubiese tenido opción no habría tenido hijos, ya que éstos no te dejan tener la vida que quieres. Sus bisabuelos paternos salieron de España para labrarse un mejor destino, primero en Venezuela y luego en México. Ahí consiguen un pequeño imperio y una gran familia. Sus cinco hijos pudieron ocuparse de lo construido y hacer crecer con su trabajo honrado los bienes de sus padres. Sin embargo, la fórmula funcionó hasta la Revolución, época en la que pierden todo. Los padres juntan dinero y envían a los hijos a la Ciudad de México para que inicien su vida lejos del dolor y de la falta en la que se ven sumidos de golpe. Su abuelo es uno de los que llega con la sensación de pérdidas acumuladas, y a los 35 años conoce a su futura mujer, descendiente de italianos que huyeron a causa de la Primera Guerra Mundial, después de perder familia y propiedades. Se juntan dos historias de guerra y de pérdidas territoriales.

De esta unión nacen cinco hijos; el mayor será el padre de Mimy, quien debe cuidar a dos de sus hermanos, uno con un trastorno mental y otro con miopía magna. Se debatió

---

[2] Al respecto, recomiendo la lectura del libro *Las mujeres que aman demasiado*, de Robin Norwood, ya que retrata esta situación de manera ejemplar.

siempre entre la responsabilidad y la obligación, los estudios o la juerga, su familia o el disfrute con los amigos. De esto surge una persona que tiene periodos de alcoholismo importantes, que no pudo acabar con sus estudios y que intentó emprender muchos negocios sin conseguir triunfar, como sí lo había hecho su padre, y que por querer ayudar a los suyos incluso hizo inversiones que terminaron con el patrimonio familiar y con el matrimonio de juventud.

El trabajo con el árbol familiar a partir de las sensaciones corporales de la consultante mostraron que Mimy, al tomar el lugar de la bisabuela, reactivó una memoria corporal, por lo que le empezaron a dar náuseas, mareos y no pudo comer durante tres días. "La comida no me entraba, como si tuviera la garganta cerrada."

Una generación lo sufre y otra recibe el drama. El resultado: repetición o compensación. La fidelidad familiar mueve los hilos detrás del telón y la escena que se reproduce puede ser la misma. El tiempo no existe.

Sus padres se conocen a la edad de 15 y 20 años. Se casan, con Mimy en camino, cuando contaban con 17 y 22 años. El abuelo paterno había muerto tres años atrás, lo que supuso un duro golpe para su padre y para toda la familia, pues hubo fuertes cambios y desequilibrio emocional. La necesidad de traer vida fue máxima, ya que el hermano pequeño enferma y muere. Ante esto, el tejido hormonal se activa y trabaja más para cumplir con la reproducción y recuperar las vidas perdidas.

La necesidad del padre de Mimy era tener un hijo, de ser posible varón, el cual representara la recuperación de estos hombres de la familia. Cuando nació Mimy, el padre no fue al hospital, ya que se sentía enfadado por tener una niña.

Mimy crece con el proyecto de su padre a cuestas: "Mi padre quería un hombre y por eso no fue al hospital cuando nací. Aumentaron mis curvas, o sea, glúteos y busto, para demostrar que soy mujer y que está bien serlo".

La madre, con 17 años, siente que puede conseguir la libertad e independencia a través de un hijo, así como retener al padre dándole lo que tanto ansía.

El inherente resultado de estas dos necesidades parentales es la sensación de inexistencia total. El divorcio llegó después de gritos y peleas, donde los reclamos iban y venían. A la edad de cuatro años dejó de ver a un padre ausente y alcohólico que vivía entre pérdidas económicas e intentos de negocios frustrados.

El segundo matrimonio de su madre le trajo a Mimy un padrastro que, a partir de los siete años, la maltrató sistemáticamente. Todo lo quería a su manera y no aceptaba un no por respuesta.

Sentir que no era nadie para su madre y que ésta no haría nada por ella la sumió en una profunda desvalorización que compensaba entrenando perros y buscando espacio para estar sola. Se encerraba en un clóset, en donde podía pasar horas sin que nadie se diera cuenta de que no estaba.

Mimy siguió viendo a su padre unos años más, hasta que su padrastro no se lo permitió, por lo que tenían que verse a escondidas. Muchas veces solamente durante los recreos escolares.

Una imagen vale más que mil palabras

Creció yendo a la misma escuela desde maternal; estuvo con las mismas personas, maestros y compañeros. Nunca salió de ese círculo hasta la secundaria. Ahí conoció al "salvador" de su vida, Martín, una excelente persona con la que formó un matrimonio funcional durante 14 años. Sin embargo, todo comenzó a cambiar en el momento en que fallece el padre de Martín. Algo se transformó en el mundo de su marido e inició una separación paulatina, ya que él pasó a ser la pareja de su madre, incluso empezó a rechazarla, hasta el punto de decirle que ya no quería estar con ella, porque la veía como una hermana. Después de 20 años de matrimonio se separaron.

Martín suplió lo que el padre de Mimy no pudo darle. Ese padre que quiso y con el que había distancia. Un papá que le decía: "Soy como la pluma Bic, que no sabe fallar". Sin embargo, él sólo pagaba las cuentas y la visitaba de vez en cuando en la escuela. Martín, su exesposo, le decía: "Tú siempre vas a vivir conmigo y no te va a faltar nada". Y así era, pagaba todos los gastos.

Ambos fueron buenas personas, buenos amigos, excelentes padres y grandes compañeros, pero una pareja es una cosa diferente, aunque incorpore algunos de los rasgos mencionados.

Tomar consciencia de que un adulto no abandona a otro adulto y trabajar el abandono inicial, el de los padres, es el principio de un cambio en la dependencia emocional y el sobrepeso. Sólo de esta manera se puede soltar la necesidad de ser cuidado por el otro para responsabilizarse por la propia vida.

CICLOS BIOLÓGICOS MEMORIZADOS

Los ciclos biológicos memorizados (CBM) son periodos de tiempo exactos en los que ocurre algo diferente a lo habitual y el cerebro lo registra. Sucede algún conflicto biológico o un cambio importante en la vida, por lo que captamos información a través de los órganos, además de que el sistema nervioso registra el espacio-tiempo como medida de alerta.

A través de un ejercicio de CBM podemos ver por qué ocurre lo que ocurre, es decir, por qué sucede en ese preciso momento, ni antes ni después. Estos ciclos pueden ser verticales u horizontales. En el caso de Mimy, tiene registro de eventos cada siete años.

- A los siete meses de embarazo, su mamá chocó y pensó que se había muerto el bebé.
- A los siete años de edad, su madre se casa por segunda vez.
- A los 14, su padre se casa por segunda vez.
- A los 21, se va a vivir con su padre y éste se muda a otro sitio por recomendación médica. Se queda sola en la ciudad.
- A los 28, se muda a una ciudad desconocida por el trabajo de su esposo Martín. Y aparece el primer síntoma: herpes zóster. Causado por un conflicto de separación, asociado a una vivencia de soledad y a no tener defensas. "Con un bebé de tres meses, en una ciudad desconocida, sin familia y con un esposo que trabajaba todo el día."

- A los 35, su padre sufre un infarto. Viaja sola para verlo y se le presentan muchas dificultades durante el encuentro.
- A los 42, se empieza a materializar el divorcio: "Martín comenzó a expresar que ya no éramos pareja, que solamente se quedaba por miedo a mi reacción cuando él se fuera. Aun así, le tomó otros tres años irse definitivamente de la casa".

En un acompañamiento de Descodificación Biológica y, específicamente, en el caso de sobrepeso, es importante hacer un recorrido por la historia de vida de la persona para poder centrarse en aquellos conflictos que han llevado a desarrollar un patrón de pensamiento cuyo resultado no es el esperado, aunque sí corresponda con lo que necesita el inconsciente familiar, personal, e incluso me atrevo a decir que el colectivo.

Liberarse del hambre emocional

En este punto ya conoces lo que comes y cómo comes cuando hay hambre física y cuando hay hambre emocional. Igualmente, sabes que el estrés ocasionado por situaciones con una fuerte carga emocional es un detonador del azúcar, la insulina y el cortisol, y que la consecuencia es la acumulación de grasas en el abdomen y, consecuentemente, sobrepeso. En simultáneo, hay una falta de depuración del organismo, acumulación de toxinas y enlentecimiento del metabolismo.

Ante el hambre física, tu mente, sistema nervioso y cuerpo actúan al unísono, buscando que todo se realice de manera armónica y equilibrada. Si tienes una necesidad biológica, cuentas con todos los mecanismos para poder satisfacerla. Además, el organismo te informará, mediante las preferencias de un plato sobre otro o de las ganas de comer, que te hace falta tal o cual alimento para reconstruir tu organismo. Todo es perfecto y sigue un razonamiento biológico.

Si sientes frío, te abrigas; y cuando sientes calor, te desabrigas; si sientes sed, bebes agua o algo que te calme la necesidad; si te percibes cansado, descansas; y si tu cuerpo necesita moverse, haces algunos estiramientos. ¿Qué haces para vivir sano y estar satisfecho con tu vida? Escucharte y aplicar el sentido común. No hay gran ciencia. Una necesidad insatisfecha pone en marcha un programa para cubrirla. Con el hambre es igual, sólo que hemos alterado el ciclo natural y desoímos los mensajes del cuerpo. En la actualidad, tenemos la comida al alcance de la mano y a menudo la usamos para cubrir múltiples carencias que nada tienen que ver con el hambre física, sino más bien están asociadas a disminuir la carga de las situaciones pesadas a las que no podemos hacerles frente. El estrés está en el origen del sobrepeso y, si quieres liberarte de él, debes encontrar la tonalidad específica del estrés vivido.

CONOCERNOS PARA COMPRENDERNOS

Recuerda que cada persona tiene razones que justifican cada decisión, acción o comportamiento, ya que éstos están determinados por programaciones internas que incluyen viejos y obsoletos programas de sufrimiento. Las conductas alimentarias también se rigen por estos patrones. Por ejemplo, en mi familia, en la que hay muchos inmigrantes desde hace varias generaciones, hubo situaciones de hambre y además largos desplazamientos sin poder reponer las reservas de víveres que guardaban para sus travesías. Me di cuenta de dónde provenía la sensación de "no puedo salir de casa sin comida", pues cada vez que salía a trabajar o estudiar llevaba dentro del bolso algo pequeño para comer en caso de que sintiera hambre. Como ingiero raciones pequeñas, prefería llevar algo chico, ya que si compraba en un restaurante o en el supermercado, las raciones no eran lo que a mí me faltaba, por lo que no me apetecía comprar en esos sitios. Era la conducta que repetía al salir de mi casa. El dolor pasado se relacionó con la falta de comida suficiente para el camino, por lo tanto ese hábito estaba vinculado con el pasado doloroso y no sanado. Pasar hambre es una memoria que se transmite, debido a que se pone en juego la supervivencia del grupo.

Si ya has revisado la lista de posibles conflictos de sobrepeso por grasa o por agua, es el momento de preguntarte:

- ¿Cuál ha sido mi peso en cada etapa de vida, desde el nacimiento hasta la actualidad?
- ¿Mis padres alguna vez me dijeron que no comiera algo porque engordaba? ¿Qué edad tenía cuando eso ocurrió?
- ¿Desde cuándo se presenta el síntoma?
- ¿Qué situación inesperada, dramática, sin solución y sin expresión, que me haga sentir en conflicto o con el sentimiento en cuestión, he vivido antes de que apareciera el síntoma?

Éstas son algunas preguntas que pueden ayudarte a encontrar el conflicto desencadenante, pero la propuesta principal es ir al encuentro de las antiguas programaciones. Se trata de revisar la infancia, el nacimiento, el embarazo, la concepción y la vida de la familia de origen desde los ancestros y antepasados.

A lo largo del libro habrás encontrado preguntas y ejercicios de revisión personal. Si los has realizado, seguramente tendrás más información de lo que ha podido producir el normopeso o el sobrepeso y, si quieres salir del síntoma, ya conoces el trabajo personal a realizar.

COMPRENDERNOS PARA SUPERARNOS

Has franqueado la primera etapa, pues ya sabes cuál es el atasco que hay en tu vida y qué te lleva a comer por hambre emocional o por estrés. Ahora toca ver qué sentimientos, emociones y sensaciones corporales predominan en tu vida ante los tipos de hambre.

¿Cuánto te conoces en el ámbito emocional? ¿Qué emociones y sentimientos son más frecuentes en tu vida? Éstos suceden por épocas y van a variar según las experiencias que estemos viviendo. La mayoría de las personas no son conscientes de los patrones con los que vive las 24 horas del día y los 365 días del año.

Además, cabría que te preguntarás ¿cuál es tu capacidad para expresar lo que sientes? ¿Qué posibilidades tienes de hablar en lugar de callar? ¿Te permites llorar, gritar o descargar lo que llevas dentro? ¿Te has percatado de que estar en contacto con las sensaciones corporales te libera de esa carga emocional?

REVIVIR PARA VIVIR

Una forma de gestionar las emociones es acogiéndolas desde las sensaciones corporales. En el instante en que vivimos algo estresante y que nos desestabiliza, se desencadena una cascada interna de emociones vinculada a una descarga química de neurotransmisores y hormonas y a un movimiento interno mediado por las sensaciones corporales. Éstas las tenemos que sentir hasta desensibilizarnos de ellas, en lugar de hacer cosas para no escucharlas. A menudo nos da miedo sentirlas, porque nos recuerdan el instante de estrés y eso lo asociamos con peligro o dolor. Incluso aprendimos a acallarlas desde pequeños, en el momento en que llorábamos el resultado era poner algo en la boca como tapadera. El consuelo llega en forma de calma oral, mediante amamantamiento, chupón, pipa, azúcar, etcétera, y un "No llores, ya va a pasar"; y así crecimos, pensando que como va a pasar no hay que llorar. Sin expresar y sin liberarnos. Por ejemplo, si llorábamos, porque nos caímos o porque nos golpeamos con algo, en lugar de enseñarnos por dónde ir, le pegaban a la mesa diciéndole: "Mala, mala". De esta manera, distorsionamos la realidad creyendo que hay malos fuera, esperando a hacernos daño, por lo que le adjudicamos al exterior la responsabilidad del problema (mesa mala, personas malas, vida mala). Nos hacemos una idea errónea, ya que dependemos de otro para solventar nuestros problemas y no nos hacemos cargo de nuestras conductas y, principalmente, nos alejamos del dolor, evitando conectar con el cuerpo.

El azúcar o los productos azucarados pueden estar aso-ciados en nuestra cabeza a una recompensa y premio: "Te has portado bien: te doy este caramelo". Si ser un buen niño implica tragarse las emociones, o callar lo que se piensa y hacer lo que el otro quiere, necesitaremos dulce cada vez que nos estresemos en una relación.

¿Cómo puedes tomar las riendas de tu vida? Conocién-dote, aprendiendo a ver cómo reaccionas, no permitiendo que las emociones te tomen de rehén y dándoles un lugar cada vez que aparecen. No huyas, ¡escúchalas!

En la infancia es importante dedicar un tiempo de ca-lidad para enseñar a los niños qué es sentir, qué emocio-nes hay y cómo se expresan en el cuerpo. También qué se puede hacer cuando se enfadan, sienten rabia, miedo o tristeza. Enseñarles a canalizar con distintas expresiones como cantar, bailar, dibujar, hacer manualidades o gritar siempre que no se incomode al otro. Es decir, que sepan hacerlo en el momento y lugar adecuados. Instruirlos para que practiquen una comunicación sana, sin críticas ni jui-cios, sin suposiciones ni falsas ideas sobre los otros. Para ello, es importante que los padres practiquen la comuni-cación sana y sin violencia. Marshall Rosenberg, psicólo-go estadounidense, creó un sistema de trabajo sobre la comunicación y cómo mejorar las relaciones a través de la empatía y la comprensión de las necesidades propias y las de los demás. Comer sano pasa por comunicarse sanamente.

PROGRAMA DE REEDUCACIÓN

Nuestro cuerpo tiene que ser nuestro aliado, por ello se deben cambiar los hábitos para modificar el metabolismo. Eso significa cero estrés. En suma, se necesita dejar de secretar cortisol e insulina.

Debes empezar por no estresarte con dietas, programas de actividad física y todo tipo de ayudas para bajar de peso. ¡Basta ya! No más dietas.

Cualquier dieta o cura de adelgazamiento requiere la reducción o modificación del consumo de algún alimento para producir el descenso de peso junto al aumento de actividad física. Las dietas proteínicas, por ejemplo, sólo incorporan proteínas y conducen a la sensación de falta de nutrientes.

Las dietas restrictivas hacen que el cerebro entre en modo de carencia y estrés, asociado al efecto rebote o acordeón que, por lo general, se refleja en aumento de peso, ya que el cerebro es conservador y no le agradan los cambios bruscos ni las pérdidas.

Un menor consumo puede reactivar un mecanismo de supervivencia básico, la memoria celular de la escasez, carencia, privación o falta por un recuerdo de estrés transgeneracional (vivido en el pasado de nuestros familiares). Dieta es igual a peligro de muerte, a luchar para encontrar el alimento y estar al límite de las fuerzas. Cuando se reactivan estas memorias, sucede que:

1. El cuerpo interpreta que hemos dejado de comer como antes, porque nos falta alimento como en los

periodos de guerras, desastres naturales, desplazamientos prolongados o hambruna.

2. Baja el metabolismo (nuestro organismo consume
menos o quema menos) como consecuencia de lo anterior.

3. El cuerpo archiva qué nutrientes le están faltando
para abastecerse, y en cuanto pueda los va a incorporar con creces.

La solución consiste en entender por qué nuestro cerebro se siente en peligro y cuál es la lógica del síntoma.
¿Qué se puede hacer? Identificar el conflicto que tenemos
antes de comer, esto es, observar los pensamientos, sentimientos y emociones que se producen ante ese conflicto,
así como permitir su expresión. Para ello, debemos sentir
las sensaciones corporales en todo el interior del organismo sin temerlas.

Luego debes sacar de tu mente la idea de perder, por
ejemplo, perder kilos, ya que en la naturaleza la pérdida
significa estrés y peligro de muerte. La pregunta que te
puedes formular es: ¿cuál es tu peso ideal? En lugar de
preguntarte: ¿cuántos kilos quiero perder? El ideal se puede trabajar cambiando hábitos y complementando entra-
das y salidas, ingesta y ejercicio.

Asimismo, se debe honrar el dolor pasado, el hambre
que se atravesó, ya que quizás fue por buscar un destino
mejor. Debes entender que provienes de ese sistema. No
hay nada que cambiar, sino que hay que aceptarlo y agradecer. La gratitud adelgaza. El amor por lo que fue, también.

Reeducarnos para comer nutrientes que se encuentran en frutas, verduras, legumbres, así como proteínas orgánicas con micronutrientes de animales criados sin estrés y con el alimento adecuado, grasas de calidad como las que hay en el aguacate, aceite de oliva o las nueces, y complementar con vitaminas, probióticos y minerales, en caso de ser necesario.

Pero ¿qué pauta se debe modificar? Dejar los lácteos, azúcares, trigo y productos basura o sin nutrientes que contengan glutamato monosódico (GMS). En cuanto a conducta, se recomienda hacer dos, tres o cuatro comidas por día según te sientas cómodo, dejando el picoteo que produce la activación de las dos hormonas que acumulan grasa, la insulina y el cortisol.

Hay algunas prácticas que te serán útiles para cuando sientas que te alejas de tu centro emocional, como la respiración consciente, el movimiento libre, la relajación, el yoga, las caminatas, el *mindfulness* o cualquier forma para calmar los pensamientos repetidos y negativos. También puedes realizar prácticas que permitan su liberación, por ejemplo, escribir, hacer garabatos, dibujar o bailar con los ojos cerrados.

Igualmente, es importante revisar la propia historia y preguntarnos: ¿cómo enseñamos a los niños a comer? Al respecto, se puede aplicar la siguiente máxima:

 Lo que me hicieron o siento que me hicieron, lo hago y me lo hago.

Si te obligaron a comer, probablemente te dé mucho enfado tirar la comida. Te exiges lo mismo y se lo exiges a los que te rodean. Hoy lo puedes hacer diferente. Por ejemplo, en lugar de tirar o de comerlo todo, puedes servirte raciones más pequeñas.

EN LA PRÁCTICA

Elabora una lista con lo que te propones comer en una semana. Únicamente compra lo necesario para prepararte esas comidas. Un refrigerador o alacena llenos es señal de miedo a la falta. Desprograma tu cerebro de la sensación de carencia:

a) Comer cuando hay hambre física y se está relajado.

b) Comer en un espacio dedicado a ello y no delante de la computadora, una tableta, del teléfono o de la tele.

c) Llevar la cuenta de lo que se come al día durante unos cuatro o cinco días para ver la media de lo que se consume. Luego olvida el control sobre la comida.

d) Dejar un poco de comida en el plato para informarle al cerebro que hay comida en abundancia y que no es necesario acumular en forma de reservas.

e) Bebe un vaso de agua antes de comer y durante las comidas intenta ingerir lo mínimo, y al despertarte toma un vaso de agua con limón.

f) Come despacio, masticando bien, principalmente al inicio, ya que ayuda a que la sensación de saciedad llegue al cerebro más o menos a los 20 minutos de haber comenzado. Si comes comida rápida, nunca notarás esta sensación e incorporarás más alimento del necesario.

g) Espacia el tiempo de ayuno haciendo las comidas en un tiempo más reducido, por ejemplo, 16 o 14 horas de ayuno y se come dentro del periodo de las 8-10 horas restantes.

h) Notar el estrés y aprender a soltarlo con relajación, baile, meditación, música, trabajos manuales (arcilla, cerámica, jardinería, etcétera), en lugar de comer algo.

i) Olvidarnos de etiquetas y juicios sobre nuestro cuerpo: gordo, abotargado, hinchado, feo.

j) Amar tu cuerpo tal como es, porque te ha permitido llegar hasta aquí. Suelta el ideal para vivir lo real.

k) Aprender a estar con uno mismo, sin tecnologías que interrumpan la charla o tu diálogo interno.

l) Prepara una buena mesa, un espacio agradable sólo para ti.

m) Cuando estés solo, habla contigo y da cabida a lo que estás pensando y sintiendo.

n) Buenos hábitos significan buen metabolismo, buena salud y normopeso: respira profundo varias veces al día, camina o haz ejercicio una hora diaria y realiza un tipo de actividad física que te ayude a aumentar la actividad mitocondrial, que son las que transforman la energía de la célula.

o) Usa tu cuerpo más que las máquinas, es decir, sube y baja escaleras en lugar del ascensor, usa bicicleta antes que un patín eléctrico; si vas en transporte público, bájate antes de tu parada para caminar un poco.

p) Procura que tu intestino e hígado se mantengan sanos. Puedes realizar depuraciones, comidas ricas en fibras y ayunar, aunque sea unas horas si no puedes hacerlo por días. Procura ingerir menos grasas, café, aditivos o alimentos hormonados como carnes tratadas. Bebe jugo vegetal en ayunas, el cual puede llevar apio, kale, rábanos, jengibre y berros, es recomendable no colarlo para consumir también la fibra, que es lo que da la sensación de saciedad.

q) Consumir frutas ácidas, como ciruelas o fresas, o amargas, como toronja, y hortalizas, como alcachofa, endibia, perejil, acelgas, ya que estimulan la limpieza del hígado y barren el intestino.

r) Beber agua con limón e infusiones de boldo o cardo mariano, y usar condimentos, como cúrcuma, hinojo, canela, jengibre y romero, que son beneficiosos para tu sistema digestivo.

Cuando comemos a partir de las emociones

Nuestras emociones son el motor de nuestras acciones. Cuando son positivas, todo fluye; sin embargo, cuando son negativas, se transforman en frenos y tendemos a escapar de ellas.

¿Cómo distinguir qué tipo de hambre se tiene? Hay que observar de dónde proviene el deseo de comer, ya que no siempre se debe a necesidades reales, sino que:

- Puede estar relacionada con mecanismos de recompensa (búsqueda de placer).
- Hay necesidad de compensarse por algo (evitar el displacer). En este caso se trata de huir de una emoción negativa.

El control del hambre no es posible sólo con fuerza de voluntad, ya que también se debe controlar el consumo (cantidad, calidad y composición de los alimentos, así como los hábitos a la hora de comer) y el estilo de vida, incorporando ejercicio físico, compañía y comunicación familiar, es decir, expresar las emociones.

La sensación de falta o escasez que producen las dietas nos aproxima a las memorias de inseguridad y se desencadena, como cuando éramos lactantes y no nos daban de comer, una inmensa ansiedad con o sin enfado, e incluso a memorias mucho más antiguas o ancestrales, donde la falta de comida fue igual a agotamiento y muerte.

CONSEJOS DE AYUDA EMOCIONAL

- Sonríe, ya que tu cerebro entiende que estás en una situación óptima.
- Revisa los conflictos programantes.
- Reconoce los pensamientos negativos y habla con ellos. Tú no eres negativo, sino que has tenido un pensamiento de baja energía. "Si, sé que estás ahí en mi cabeza y ahí te dejo sin darte más importancia."
- Regálate cinco minutos al día de descubrimiento.
- Reconoce tu tranquilidad haciendo silencios (antes de reaccionar, frena a la bestia que hay dentro), meditando y, si no puedes hacerlo, mira fijo algo, aceptando la vida y el destino, sin luchar, sólo amándolo.
- Expresa los dolores, las frustraciones, los miedos, todo lo que vives y sientes. Habla con tus seres queridos desde el sentir.
- Prémiate por la valentía de tus trabajos.
- Amar incondicionalmente es lo único que hemos venido a hacer a esta existencia. Cuanto más lo hacemos,

más crece. Quizás sería el momento oportuno de preguntarte: ¿qué es más importante que el amor?

De esta emoción se derivan la empatía, la compasión, la felicidad, el bienestar, el júbilo, la satisfacción, la dicha, etcétera. Todas estas sensaciones nos harán querer vivir bien y plenamente. Amar a los demás te hace amarte más a ti mismo. Te hace sentir que estás en el camino de la vida.

Con el amor experimentamos nuestra verdadera naturaleza y con ello sentimos la perfección de la vida y reconocemos la auténtica maravilla que somos.

El agradecimiento es una forma de amor. Es amor por todo lo recibido. Lo primero es mirar a los padres y a los ancestros y agradecer la vida. Te propongo que durante un día, cada vez que sientas agradecimiento, amor o alegría, lo escribas en un papel y lo guardes en tu bolsillo. Llegada la noche, vacía tu bolsillo y mira las cosas que tienes que celebrar por estar vivo más allá de tu peso. De esta manera, todo puede empezar a mejorar para ti.

¡Celebra la vida!

Bibliografía

Bowlby, J. (1989). *Una base segura: aplicaciones clínicas de una teoría del apego,* España, Paidós.

Calixto, E. (2017). *Un clavado a tu cerebro,* México, Aguilar.

De Castro, J. (2004). *The Control of Eating Behavior in Free-Living Humans. Neurobiology of Food and Fluid Intake,* vol. 14, pp. 469-504.

Garrow J S., Webster, J. (1985). *Quetelet's index (W/H2) as a measure of fatness.* Int. J. Obes. 9(2), pp. 147-53.

Norwood, R. (1985). *Las mujeres que aman demasiado,* Buenos Aires, Vergara.

Poore, J. Nemecek, T. (2019). *Reducing food's environmental impacts through producers and consumers. Science,* vol. 360 (6392), pp. 987-992.

Prekop, J. (2009). *El pequeño tirano: la línea media entre límites y permisividad,* España, Herder.

Rosengerg, M. (2006). *Comunicación no violenta. Un lenguaje de vida,* Buenos Aires, Gran Aldea Editores.

Tabet, C., Dupuis-Gauthier, C., Schmidt, *et al* (2009). *Maltraitance à fœtus: comment comprendre pour prévenir. Devenir,* vol. 21(4), pp. 205-244.

Hambre emocional de Ángeles Wolder
se terminó de imprimir en el mes de abril de 2022
en los talleres de Diversidad Gráfica S.A. de C.V.
Privada de Av. 11 #1 Col. El Vergel, Iztapalapa,
C.P. 09880, Ciudad de México.